糖尿病がたちまち逃げる 毎日1分習慣

名医直伝！血糖値セルフコントロール術

玉谷クリニック院長
玉谷 実智夫

合同フォレスト

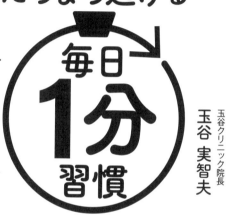

はじめに

糖尿病には薬よりもセルフケアが効果的！

「糖尿病」と聞いて、みなさんはどんなイメージを持ちますか？

「生活習慣の乱れが引き起こす怖い病気」

「一度なってしまったら、一生薬を飲まなくちゃいけない、厄介な病気」

そんな風にネガティブなイメージを持たれている方がほとんどではないでしょうか。


たしかに、糖尿病を発症すれば、その後は進行度合いに応じた治療が必要になります。しかし、糖尿病の治療で最も大事なのは「薬を飲んだり、インスリン注射を打ったりすること」ではありません。実は一番大切なのは、日頃の「セルフケア」なのです。


はじめまして。

私は、内科医の玉谷実智夫と申します。神戸市で生まれ育ち、2008年に大阪市で玉谷クリニックを開院しました。現在、月3000人程度の患者さんが来院されますが、その多くが糖尿病の患者さんです。年齢も30代から90代までと幅広く、看護師や栄養士とともに日々治療にはげんでいます。

訪れる患者さんに、私はいつもこう声をかけています。
「糖尿病を治すのは私たちじゃなく、患者さんご自身ですよ」
「薬を飲んでも、糖尿病の根本的な治療にはなりません。大事なのはセルフケアです」

薬を飲んで症状がよくなってもそれは一時のこと。血糖値を長く良い状態に保つには、何より患者さんご自身の生活習慣や意識を変える必要があるからです。

そう言われて、「え？　先生、どうしてそんなこと言うの？」とはじめは首をかしげる患者さんもいらっしゃいます。しかし、生活習慣を見直し、食事の内容を変え、運動指導を取り入れ、徐々に血糖値が改善されると、「先生、あの言葉の意味がようやくわかりました」と患者さん自ら言ってくださるのです。

そうやって治療に「納得していただく」ことが私たちのひとつのゴール。ここに達することができたら、糖尿病は決して厄介な病気でも、怖い病気でもありません。

実際、当院ではそうやって自分で食事をコントロールして、毎日元気に過ごされている80代、90代の患者さんがたくさんいらっしゃいます。みなさん、健康への意識がとても高く、歩くのも速い！　ときには「先生、もっと運動せなあかんで」と私が声をかけられてしまうくらい、快活なのです。

一方で、薬を使ってもなかなか血糖値が安定せず、いつもどんより憂鬱そうに通院してくる患者さんもいらっしゃいます。

この差はいったい何なのか。よくよく観察すると、「セルフケア」をしているか、そうでないか、に答えがあったのです。

本書では、血糖値を安定させるために必要なセルフケアはもちろん、改めて糖尿病とはどんな病気なのか、どんな生活習慣が好ましいのか、また病気と上手に付き合うための心構え、そして自分で簡単にできる「セルフケア」の方法もお伝えしていきます。

といっても、なにも難しく考えることはありません。あなたが行うことは、ご自分の行動パターンや食事を少し変えるだけです。

そもそも、私がこの簡単なセルフケアを発案したのは、自分自身の経験からでした。50歳を過ぎてから徐々にお腹周りの脂肪が気になり始めたのです。「これではいけない」とスポーツジムに通うこともありましたが、習慣にすることはなかなか難しかったのです。

そこで私は、「毎日短時間でできるセルフケア」を考案しました。1日のすきま時間にちょっとしたケアを取り入れた結果、今でも継続できています。ズボラな性格の私にはこれがぴったりだったのかもしれません。

本書では、そんな「たった1分でできる」セルフケアの方法をたくさんご紹介します。

それはみなさんに「これなら私でもできそう」と思うものを自由に選んでもらいたかったからです。例えば、「15分歩きましょう」と言われるとちょっと面倒ですが、1分でいいなら歩けますよね。そんな超お手軽かつ効果的な方法をご紹介していきます。

糖尿病患者さんはもちろん、血糖値が高めの方にもぜひ取り組んでいただきたいと思っています。

本書をきっかけに、より健康な人生を歩むための工夫を生活の中に取り入れていただけたら幸いです。

第1章

正しく知っておきたい！糖尿病のコワ〜い真実

第2章

ひと目でわかる糖尿病のメカニズム

第3章 糖尿病を改善できる食事&料理の1分ルール

第4章 血糖値がみるみる下がる1分エクササイズ

第5章 糖尿病知らずの体になる1分生活術

第1章

正しく知っておきたい！
糖尿病のコワ～い真実

1 糖尿病患者・糖尿病予備軍は全国に2000万人以上

50歳を過ぎた頃からでしょうか。

「実は糖尿病と診断されてしまったんだ」と打ち明けてくる友人・知人が増えたように思います。彼らに詳しく話を聞いてみると、

「ここ10年は仕事が忙しくて、食事も短時間で済ませてしまっていた」とか、「食べられるときに食べておこう、と思ってつい夕食でドカンと食べてしまう。そんな生活が長かった」というケースが多いのです。

現在、糖尿病の疑いがある方（予備軍）まで含めると、糖尿病患者さんは全国で2000万人以上ともいわれています。日本の人口が1億3000万人だとすると、単純に**大体6人に1人が糖尿病患者あるいは糖尿病の疑いがある**という計算になります。これは明らかに**「現代の国民病」**でしょう。しかも残念なことに、世界的にみても糖尿病患者数は増加し続けているのです。

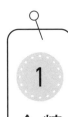

糖尿病患者さんの年齢分布を見てみると、20代～30代前半までは少なく、40代、50代と年齢が高くなればなるほど糖尿病の比率は大きくなります。若いうちは、暴飲暴食をしても、筋肉量がありインスリンが働くため糖尿病は発症しにくいもの。しかし、10年など長期間にわたって暴飲暴食や乱れた生活習慣を続けた結果、40代、50代になったある日突然、糖尿病を発症してしまう。そんな場合が多いようです。

では、70代以降の高齢者はどうなのでしょうか。

２０１９年の厚生労働省「国民健康・栄養調査」によると、「糖尿病が強く疑われる人」の割合は**70歳以上の男性で26・４%**。**70歳以上の女性で19・６%**ときわめて高い数字を表しています（図1−1）。

このことから、高齢になればなるほど、糖尿病を発症する割合が高くなることがわかります。

当院のケースでは、90代になって糖尿病になる患者さんも少なくありません。推測するに、60代以上で仕事を定年し、家にいる時間が増えることで暇つぶしに間食や食事量が増え、糖尿病を発症してしまうケースが多いのではないでしょうか。

図1－1　糖尿病が強く疑われる人の割合
(20歳以上、性別・年齢階級別)

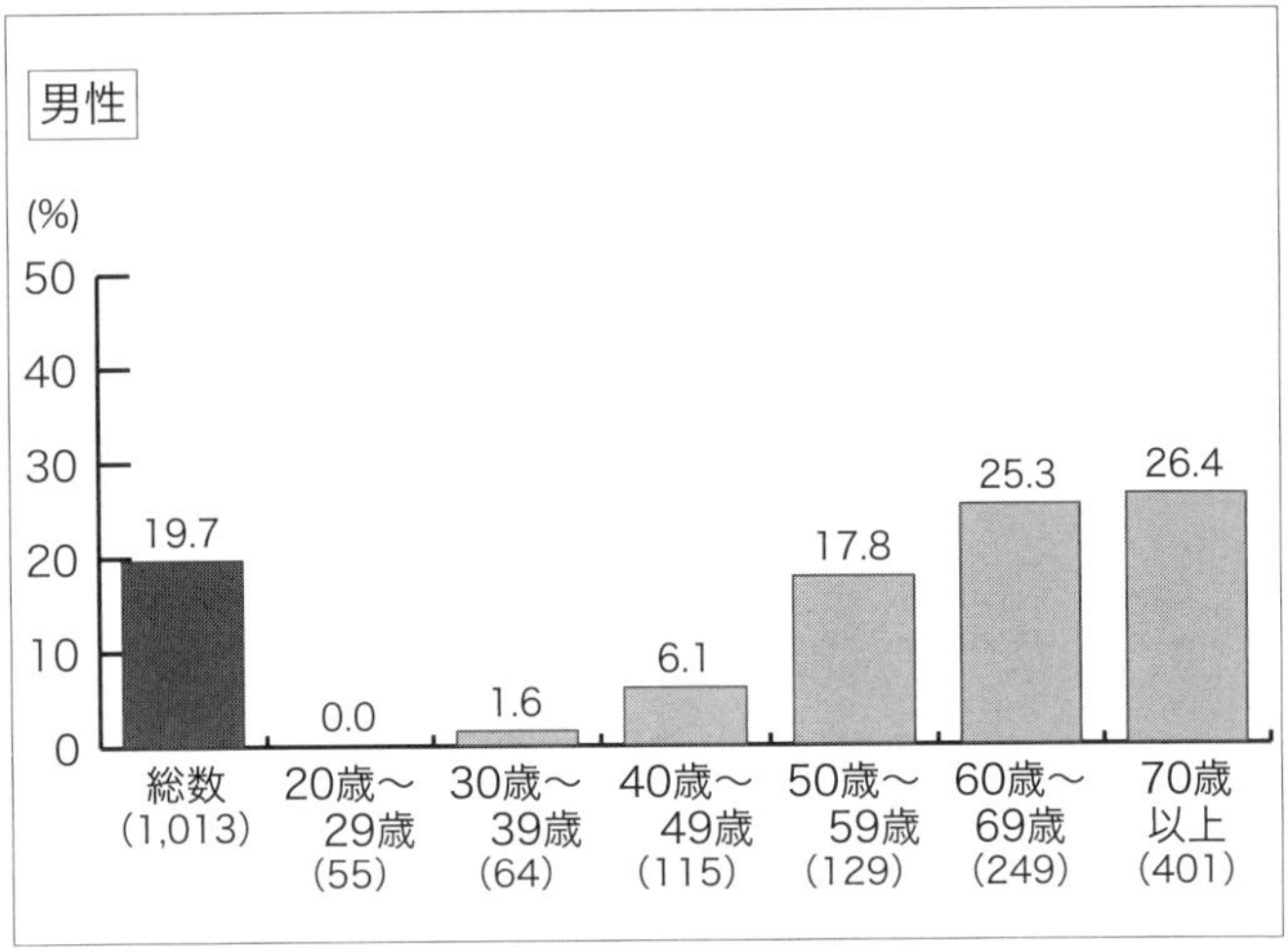

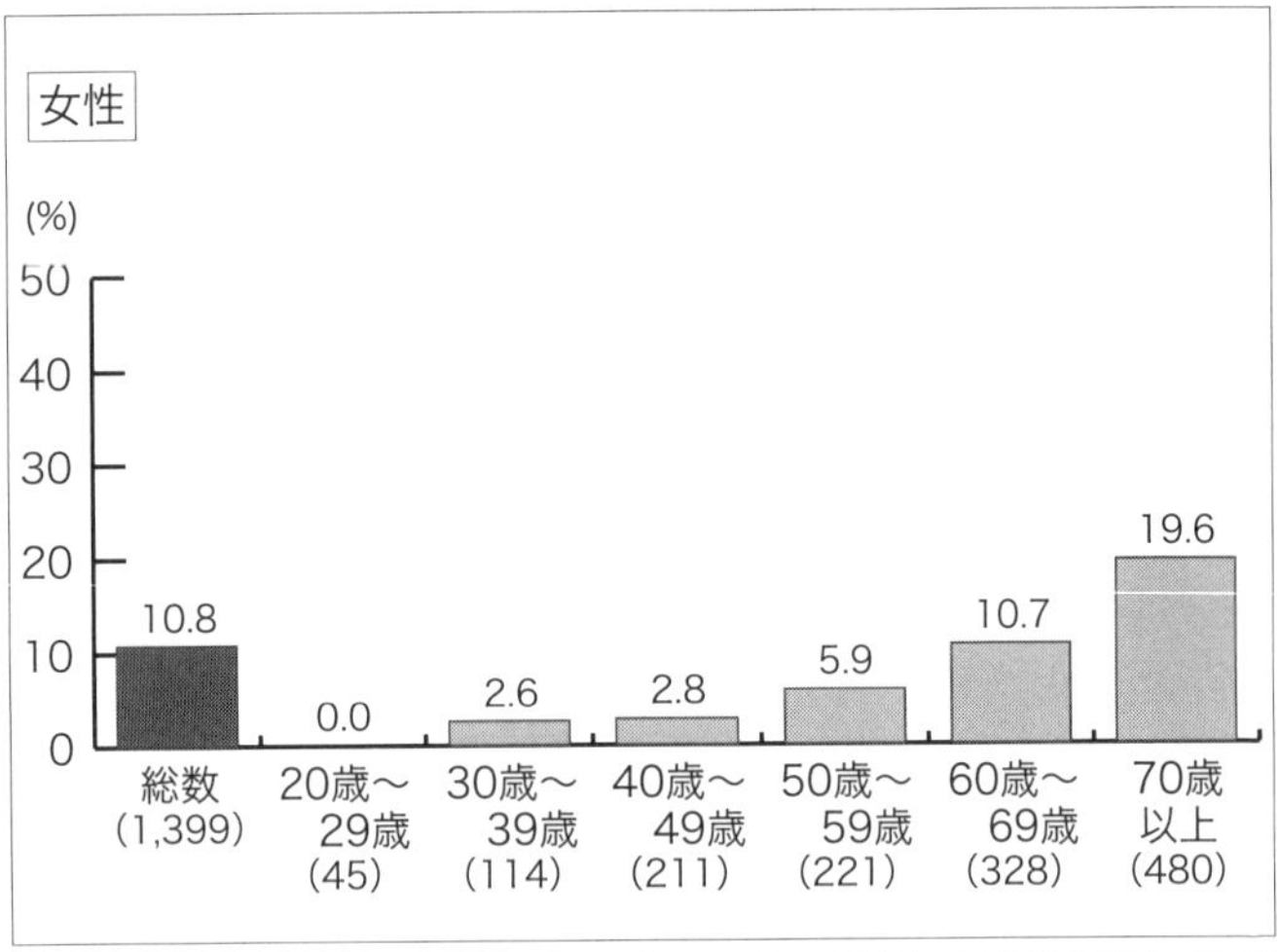

出典：厚生労働省「令和元年国民健康・栄養調査結果の概要」

60歳以上で「月1回、高血圧を抑える薬をもらっている」という方は多いと思いますが、血糖値コントロールをしている方も意外と多いものなのです。

ではなぜ、これほどまでに糖尿病の患者さんがいるのか。生活習慣などにもその原因はありますが、実は日本人の体質にも関係があります。

欧米人と比べると、**日本人はすい臓からインスリンを出す能力が先天的に低く**、処理できる糖質量に限界があるのです。「肥満体型ではないのに、糖尿病になってしまう」のはこれが理由です。

いわば、日本人は糖尿病になりやすい体質である、と言ってもよいでしょう。

だからこそ、私たち日本人は食習慣、食生活に日頃から気を配る必要があります。

実際、私の患者さんで血糖値が高かった30代会社員のAさんは、体重を落とすところからスタートし肥満を改善した結果、血糖値の値も比例して下がっていったのです。

糖尿病は、いきなり血糖値が上がり、臓器にダメージを与えるような病気ではありません。5年、10年とじわじわ進行する病です。

血糖値の高さを放置しないこと。まずそれが、糖尿病克服の第一歩なのです。

2 あなたは大丈夫？ 健康診断の数値で糖尿病予備軍かをチェック

毎日多くの糖尿病患者さんを診察していますが、通院のきっかけを聞くと「健康診断で引っかかってしまって……」という方が半数を超えます。

糖尿病かどうかのひとつの判断基準は、**血糖値とＨｂＡ１ｃ**（ヘモグロビンエーワンシー）の2項目です。当院では、血糖値は基本１１０mg／dLがボーダーライン。一方、ＨｂＡ１ｃは、４・７～６・２％を正常値としています。もし、お手元に健康診断の検査結果があれば、見てみてください。

ただし、これは少しゆるやかな判断基準であり、特定健診（メタボ健診）の場合は、血糖値は１００mg／dLがボーダーライン、ＨｂＡ１ｃは5・5％というかなり厳しい基準が設けられています。

なぜこれほど厳しいのか。それにはきちんと理由があります。

5・6％以上の数値を放っておくと、将来この数値が上がり、本格的な糖尿病に発展してしまう率が高くなる、という統計が出ているからなのです。

といっても、この5・5％という数字はなかなかストイックな数値で、そう簡単にたたきだせるものではありません。私自身もHbA1cには気をつけていて、食事や運動にも気を遣っていますが、それでも私自身が5・5％を切るのはなかなか難しいからです。

例えば、私は1日あたり2000㎉程度摂っていますが、そのうち炭水化物の量は非常に少なく、白米は1日の中でおにぎり1個に満たないくらいしか摂りません。他は野菜や肉といったものでカバーし、おやつもほとんど食べません。また、毎朝最寄り駅の1つ手前で下車し、30分ほど歩いています。診察中はほとんど座っているため、休み時間に少し体を動かしスクワットなどをして、筋トレすることもあります。

日々これだけ気をつけて過ごしていても、HbA1cは5・7％にしかなりません。もちろん、体質や生活習慣なども関係しますから一概には言えませんが、一般的な会社員の方がこれだけのことをしようと思うと、生活習慣を大きく変えないと到達できない数字なのではないでしょうか。

几帳面な男性の患者さんで、頑張って5・5％まで数字を落とした方がいらっしゃいましたが、3カ月と続かず、リバウンドして6％台になってしまった例もあります。そのため、私は患者さんの年齢やライフスタイル、現状の検査値、合併症を考慮して、個々に目標値を設定するようにしています。

図1－2　正常型・境界型・糖尿病型の血糖値とＨｂＡ１ｃの関係

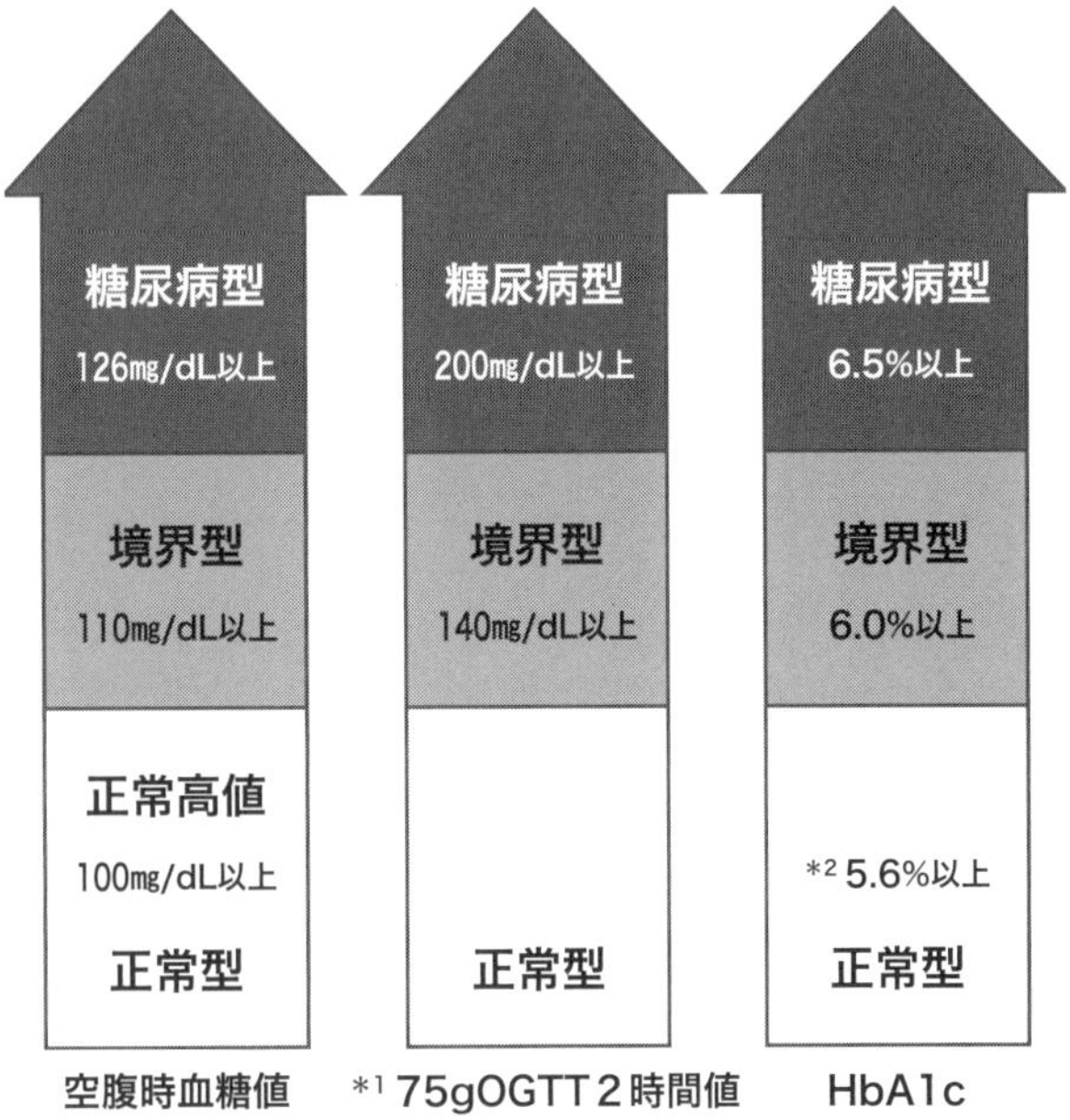

出典：国立国際医療研究センター　糖尿病情報センター HP

*1 75gOGTT２時間値 とは

75g のブドウ糖が溶けた液体を飲んでもらい、その後の血糖値や血中インスリン濃度の変動を調べます。これによって「正常型」「境界型」「糖尿病型」の診断をします。２型糖尿病の初期や前段階におけるインスリン分泌反応を調べることに用いられています。

*2

HbA1c が 5.6 ～ 5.9%の方は、「将来糖尿病を発症するリスクが高いグループ」とされています。

健康診断の数値で、注意しなければならないのは、やはり6％台後半や7％台がずっと続いてしまっている方です。

日本糖尿病学会では、**合併症予防のためには7％未満を維持**することが目標とされています。

血糖値でいえば、空腹時血糖値が110〜125mg／dLの場合は「境界型」と言われ、糖尿病になる一歩手前の段階です（図1-2）。

この状態で、適切な食事管理と運動を取り入れれば、投薬治療等を行わずに済む可能性が高くなります。健康診断の血糖値とHbA1cをチェックしていただき、基準よりやや高めの場合、ぜひ「食生活」を見直してみてください。

もし、見直してみた結果、お菓子や炭水化物ばかりを摂っていることに気づいたならば、その食生活を少し変えるだけでも、血糖値には反映されてきます。しかし、もしそうではない場合には、一度詳しい検査をしたほうがよいかもしれません。

健康診断の結果をひとつの判断材料にして、基準より少し高めの場合はクリニック等で検査を受けましょう。

また、そこで問題がなくても、数カ月に1回は血糖値を測る習慣をつけると、糖尿病を防ぐことができると思います。

3 健康診断では見逃されがちな「隠れ糖尿病」って何？

前節では健康診断で見つかる異常についてお話ししましたが、もう1つ気をつけなければならないことがあります。それが、数値には出ない**「隠れ糖尿病」**の存在です。

隠れ糖尿病とは、**「食後高血糖」**のことを指します。起床時、空腹の場合に血液検査をしてHbA1cも血糖値も正常、それなのに食後だけポーンと数値が上がってしまう。これが典型的な隠れ糖尿病の正体です。隠れ糖尿病の怖いところは、空腹状態で検査した場合には、数値になんら異常が出ないことにあります。通常の健康診断では見逃されてしまうのです。

ではなぜ、隠れ糖尿病に注意したほうがよいのでしょうか。その理由は2つあります。

1つは、重大な病気につながる可能性があるからです。通常であれば、食後血糖値はゆるやかに上がりますが、食後高血糖の場合、急激に血管内の血糖値が上がるため血管を傷つけてしまい、**動脈硬化になりやすい**という特徴があります。さらに、その高血糖状態が続くと、**ある日突然血管の詰まりが起こり、心筋梗塞や脳梗塞といった重大な病気に発展してしまう**恐れがあるのです。

そしてもう1つは、隠れ糖尿病を放置したままで、変わらない生活習慣や食事を続けていたら、やがて本当の糖尿病になっていくからです。隠れ糖尿病は糖尿病の前段階といっていいでしょう。

しかし、この隠れ糖尿病にはサインがあります。それが、**「食後の急激な眠気」**や**「体のだるさ」**です。実は私も、食後に急に眠くなることが続き、食後の血糖値を測ったところ、食後高血糖だった、という経験があります。

もしもこうした自覚症状がある場合には、お近くのクリニックもしくは血糖値を自己測定できるキット等を購入し、一度食後血糖値の測定をおすすめします。

また、ご自身で隠れ糖尿病が気になる場合、血糖値が上がりにくい葉物野菜やたんぱく質を含む肉や魚を意識して食べたり、**いきなり炭水化物から食べたりするのではなく、まず野菜から食べる**というように食事の摂り方にも少し気を配ってみてください（詳しくは第3章をご覧ください）。これだけでも、急激な血糖値の上昇を抑えることができます。

健康診断では発見しづらい「隠れ糖尿病」ですが、ぜひ正しい知識を持って血糖値コントロールにつとめてほしいと思います。

4 ＢＭＩ値が１増えると、糖尿病のリスクは17％も上昇する

みなさんは**「太っている方は糖尿病になりやすい」**と耳にしたことはありませんか？よく言われることですが、これは事実です。

肥満かどうかのひとつの基準は、「ＢＭＩ値」という数値です。みなさんも健康診断の結果表等で見たことがあるかもしれません。これは、「体重（kg）÷身長（m）÷身長（m）」で算出され、どれくらいやせているか、もしくは太っているかを知る際に用いられる世界共通の体格指数です。

判定基準は国により異なりますが、日本肥満学会では22を適正値、18・５未満をやせ型、18・５〜25未満を普通体重、それ以上は肥満と分類しています。

このＢＭＩ値が高いほど糖尿病にかかりやすいことは、さまざまな研究からわかっています（図1–3）。さらに、２型糖尿病との関連を調べた調査では、**ＢＭＩ値が「１」増えるごとに２型糖尿病にかかるリスクが、男女ともに17％も上昇**することが明らかになりました。

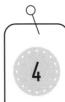

図1－3　BMI値と糖尿病リスク

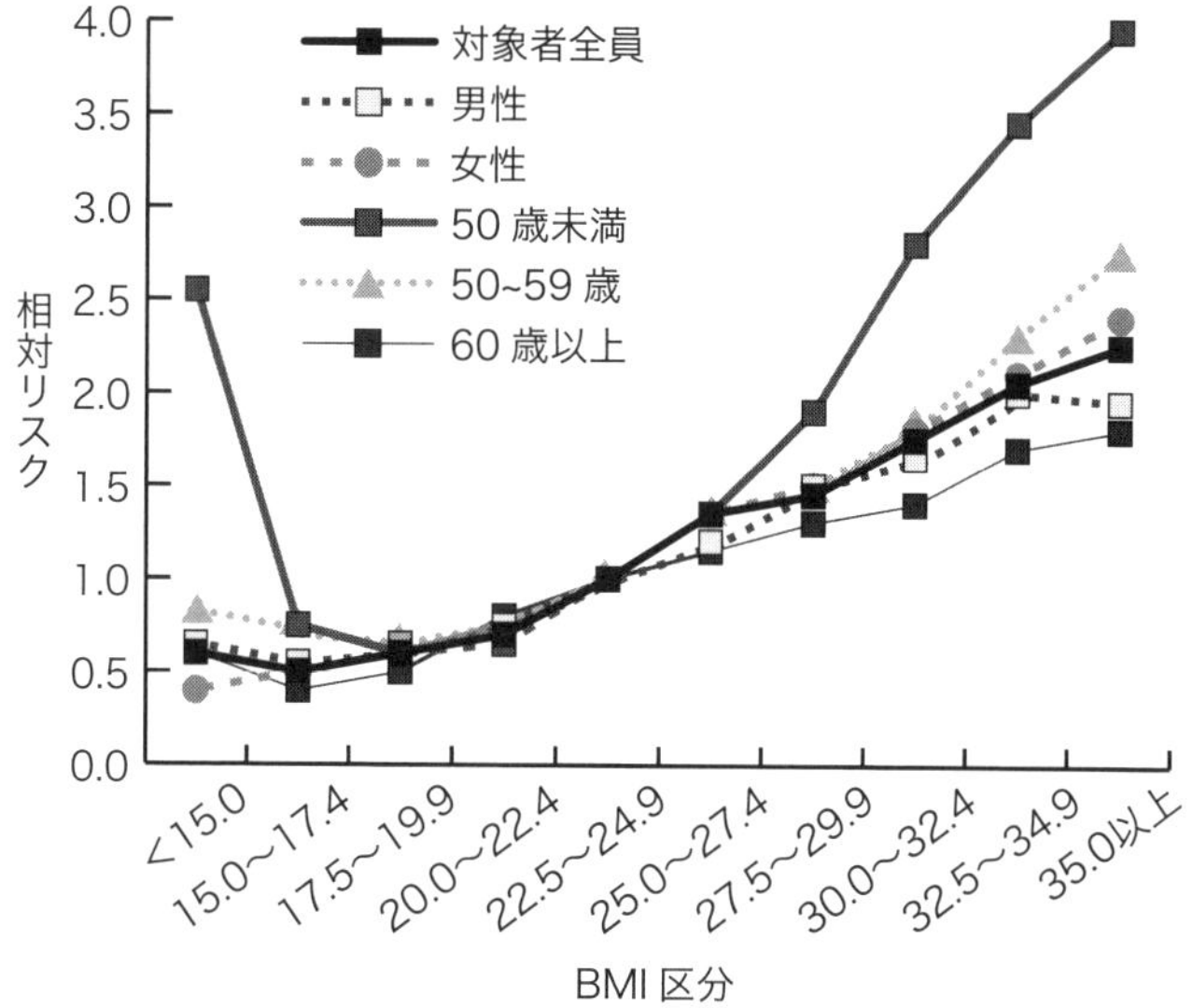

出典：国立がん研究センター　がん対策研究所予防関連プロジェクト HP

BMI値の求め方

体重(kg)÷身長(m)÷身長(m)

(例)75(kg)÷1.75(m)÷1.75(m)＝24.49

では、「BMI値が1増える」というのは、どういうことなのでしょうか。

例えば、身長160cm、体重61・5kgでBMI値が24・2の方でしたら、体重が64kgになるとBMI値は「1」上昇して25になる計算です。

つまり、2・5kg増えただけで糖尿病リスクが上がってしまう計算になります。

長引くコロナ禍により、「コロナ太り」という言葉はすっかり馴染み深いものになりました。全国の20~75歳男女を対象に行われたある調査によると、新型コロナウイルス感染症流行前と比べて体重が増えたという方は、37・5%に上ったそうです。外出控えやリモートワークが常態化し、食事や買い物も充実したデリバリーサービスやネットショッピングを利用すれば、わざわざ出かけなくても簡単にできてしまう今の世の中。ある意味、太るための環境が整っているとも言えるでしょう。

といっても、「先生、やせたい気持ちはあるけれど、なかなか大変なんです」とよく患者さんたちはおっしゃいます。確かに、仕事をしながら、忙しい毎日を送る中でダイエットをするのは簡単なことではありません。私も経験があるので、よくわかります。たかが1~2kg落とすのだって大変です。

それでも、私は患者さんにあえて**「頑張ってやせましょう!」**と強くお伝えしています。

なぜなら、少し乱暴な言い方にはなりますが、**血糖値が高く肥満傾向にあるほとんどの**

図1－4　1年間の減量と糖尿病寛解達成率

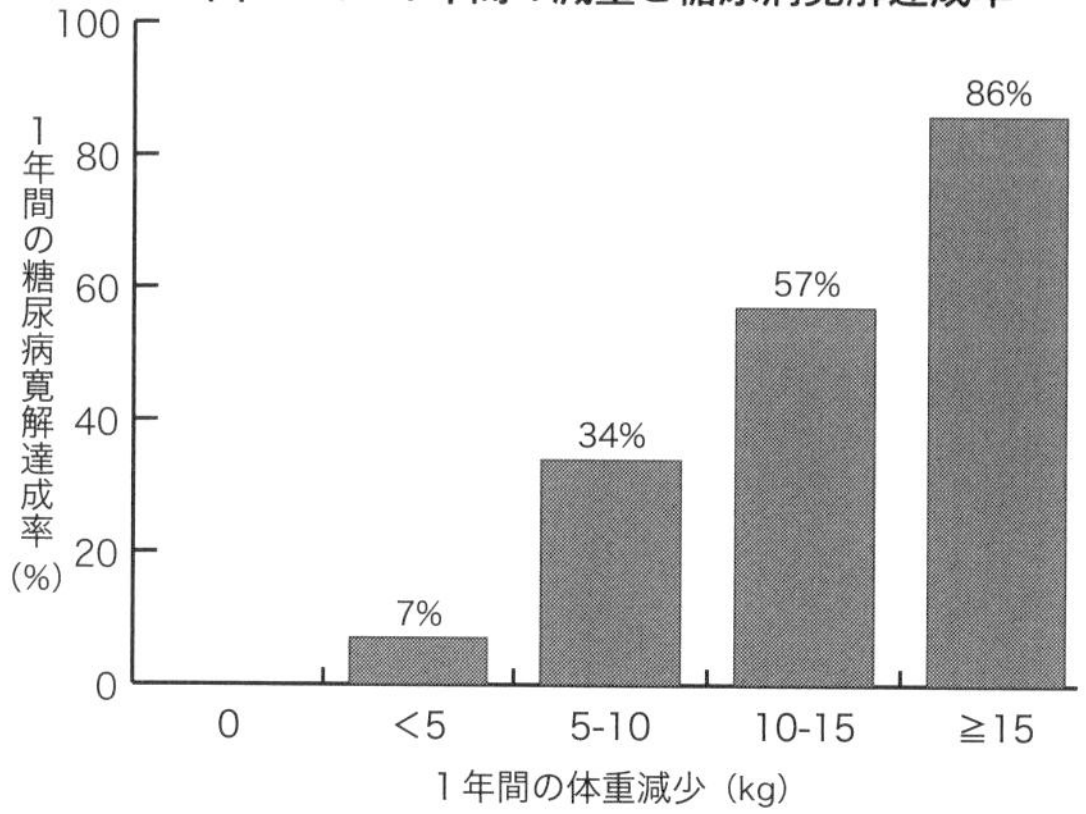

出典：Michael Ej Lean et al.Primary care-led weight management for remission of type 2 diabetes (DiRECT): an open-label, cluster-randomised trial. Lancet 2018 10;391(10120)：p541-551

方は、「やせれば良くなる」からです（図1−4）。

「糖尿病の薬を5種類も飲んでいたのに、本気でダイエットをして**10kgやせたら血糖値の状態が良くなって薬が一切いらなくなった**」そんな患者さんを、私は何人も目の当たりにしてきました。

糖尿病、血糖値の改善には、とにかく「今の体重から少しでもやせること」が不可欠です。そのために、健康診断の結果表では必ずＢＭＩ値をチェックして、今の自分を客観的に見てみましょう。もし肥満傾向であれば、まずは現状のＢＭＩ値を「1」減らすことから考えてみましょう。

やせるために、そして血糖値を良い状態にするために、どんな食事をしてどんな運動をすればよいのか。本書では、糖尿病が起きるメカニズムから考えた効果的で、かつ誰でも簡単にできる方法をご紹介していきます。

5 糖尿病になるとがん発症のリスクも高まる

突然ですが、みなさんは日本人の死因第1位は何だと思いますか？

それは「がん（悪性新生物）」です。1981（昭和56）年以降、40年以上にわたり連続して首位をキープし、死亡率は年々上昇。いまや日本人の2人に1人が生涯で何らかのがんにかかり、4人に1人はがんで亡くなっています。それほど日本人にとって身近ながんですが、実は、糖尿病とも密接な関係にあります。

2013年、日本糖尿病学会と日本癌学会が合同で行った報告では、糖尿病の方はそうでない方に比べて、**がんに罹患するリスクが男性は約1・27倍、女性は約1・21倍高くなる**ことが明らかになりました。

中でも、肝臓がんは男女ともに罹患リスクが非常に高く、そのほか胃がん、すい臓がん、大腸がん、腎臓がんなどにも罹患しやすいことがわかっています。

では、なぜ糖尿病になるとがんにかかりやすくなるのでしょうか。

確固たるメカニズムは解明されていないものの、一般的に次の2つの理由が挙げられます。

1つは、インスリン濃度の上昇、IGF-1（インスリン様成長因子）の増加によるものです。糖尿病でインスリンの効きが悪くなると、体は血糖値を下げようとインスリンの濃度を高めるほか、IGF-1というインスリンに似たホルモンを増やします。インスリンやIGF-1には、細胞を増殖させる働きがあるため、発がんリスクが高まると言われています。

そしてもう1つが、**高血糖による酸化**ストレスです。体が高血糖状態になると、体内に有害な活性酸素が増え、抗酸化の働きが弱まる「酸化ストレス」を起こします。それによって細胞が損傷を受け、発がんリスクが高まると言われています。

また、過食、肥満、運動不足、過剰飲酒、加齢といった、糖尿病の危険因子となる生活習慣は、がんの危険因子とも共通しているのです。

つまり、糖尿病にかかりやすい生活は、「がんにかかりやすい生活」と言ってもいいでしょう。それを裏付けるように最近、**がんは糖尿病の「併存疾患」**とも言われるようになりました。

しかし逆に言えば、血糖値コントロールを意識した生活を送ることで、糖尿病だけでなくがんも予防できるということになります。がんのリスクを減らす意味でも、血糖値を常に意識していきたいものですね。

6 血糖値が高くなるだけで免疫力がガクンと落ちる

少し怖い話が続きますが、「血糖値が高い」状態は、がん以外にも体にさまざまな悪影響を与えます。その1つが「免疫力の低下」です。

免疫力とは簡単に言えば、病気や感染症などから体を守る機能です。体内に発生した病原体や、体内に侵入してきたウイルス、細菌などを異物ととらえて攻撃することで健康を保ちます。また、はしかなど一度感染した伝染病などには「抗体」を作るので、再びその病気にかかりづらくなるというのも免疫の力です。免疫力が低下すると、風邪や感染症にかかりやすくなったり、病気や怪我が治りにくくなったり、重症化しやすくなるのです。

ではなぜ、血糖値が高いと免疫力が低下するのでしょうか。

それは、免疫をつかさどる白血球や免疫細胞の機能を弱めてしまうからです。

例えば、血糖値が250mg／dL以上になると、白血球の一種で病原体や細菌などをどんどん食べて体を守る「好中球」の働きが急速に鈍くなることがわかっています。

また、高血糖状態では抗体が作られにくくなるほか、血流が悪くなることで、そもそも白血球や免疫細胞が、患部へ辿り着けず治せない場合も出てくるのです。

「糖尿病が悪化すると足を切断することになる」という話は、聞いたことがある方も多いでしょう。

実はこれも、免疫力の低下と関わりがあります。

糖尿病の合併症の1つに「神経障害」があります。神経障害が起こると、手足などの感覚が鈍くなり、例えば、足をどこかにぶつけても痛みを感じにくくなります。傷ができても、痛くないので気づきません。もしその傷から細菌が入って感染が起こったら……。

健康な方であれば自身の免疫力で治せますが、糖尿病などで免疫力が落ちていれば難しい場合もあるでしょう。そのまま炎症が広がれば、最悪の場合、足の切断を選択せざるを得ないほど重症化してしまうことがあるのです。

免疫力は加齢でも低下しますから、高齢の方は、特に高血糖に注意したいものです。

最後まで怖い話をしましたが、怖がりすぎる必要はありません。加齢を止めることは無理でも、血糖値はコントロールができます。今からでも決して遅くはありません。

今日から、食事や運動に気をつけて高血糖を改善し、免疫力を上げていきましょう。

7 軽度の糖尿病でも脳梗塞や心筋梗塞の要因に

40代で総務の仕事をしていた働き盛りの会社員、Iさんという患者さんがいました。少し肥満体型のIさんでしたが、HbA1cは7%台の前半と後半を行ったり来たりする、比較的軽度の糖尿病患者さんでした。

真面目で一生懸命仕事をするIさん。会社からも活躍を望まれていたのでしょう。「早食いすることが多い」「忙しくて、運動もほとんどできていない」と通院時に漏らすようになりました。私は、「Iさん、脅すわけではありませんが、**糖尿病は軽度であっても心筋梗塞などになる恐れもありますから、血糖値コントロールを心がけていきましょうね**」と声をかけたのです。

その後、月1回の通院日に姿を現さなかったIさん。2カ月経っても姿を見せなかったため、私は「仕事が忙しいんだろうか……」と気にかけていたのです。

Iさんが来院したのは、前回から3カ月経った日のことでした。診察室に入ってきたI

さんを見て私は驚きました。肥満だった彼の姿はなく、スリムな体形になっていたからです。しかし、私はこのあとのIさんの言葉で二度驚くことになります。

「先生、あれから軽い心筋梗塞で少しの間入院していたんです」と言うではありませんか。幸い、胸の痛みも軽く、すぐに病院に運ばれたため大事には至らなかったとのこと。

私は胸をなでおろすとともに、「もっとリスクについて強くお伝えすればよかった」と悔やんだのを覚えています。

実はIさんのような例は少なくありません。**血糖値の乱高下が激しくなると、血管の内皮細胞という細胞を傷つけ、動脈硬化が始まります。**

それが精神的なストレスや過労などの肉体的なストレスを引き金にして、心筋梗塞を発症してしまうことがあるからです。

とくに、40～50代といった働き盛りの方は、自分のことをつい後回しにしてしまうことも多いもの。自分の健康を守る意味でも、セルフケアや生活習慣の見直しをしてほしいと伝えています。

8 糖尿病治療にかかるお金はバカにならない

これまでは糖尿病になった際の体の変化についてお話ししてきましたが、もう1つ忘れてはいけないのは、お金の問題。そう、治療費についてです。

では糖尿病になると、いったいどれくらいのお金がかかることになるのか、試算してみましょう。月1回、通院するとして診療代がかかります。投薬治療を行っている場合、3割負担で約3000円がひとつの目安となるでしょう。つまり、1回あたり、**診療代と薬代で少なくとも5000円前後かかる計算**になります。

では、病状が進んでインスリンの自己注射をすることになった場合ではどうでしょう。

在宅自己注射管理料や、血糖自己測定を行う際の指導管理料が加わります。インスリン治療を行っている方は内服薬も3～4種類飲んでいることが多いため、それも加えると3割負担で1回約1万円が治療費にかかることになります。1年間にかかる費用の例は図1-5の通りです。もちろんこれは、かかる費用の一部でしかありません。通院する場合は交通費や駐車料金がかかる場合もあるからです。

図1－5　糖尿病になるとかかる医療費（年間）

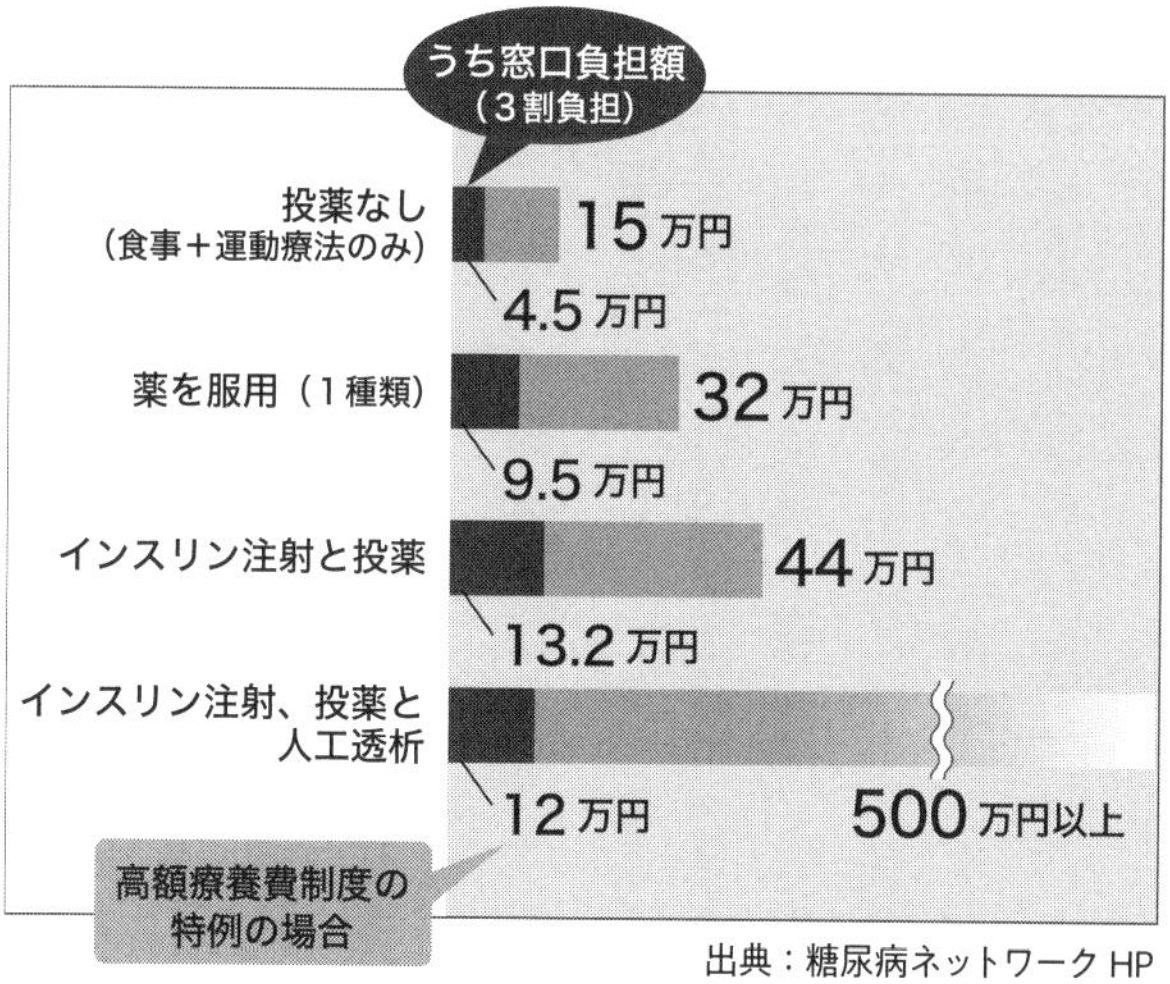

出典：糖尿病ネットワーク HP

図1－6　糖尿病・合併症ありなし別 患者1人当たり医療費の推移

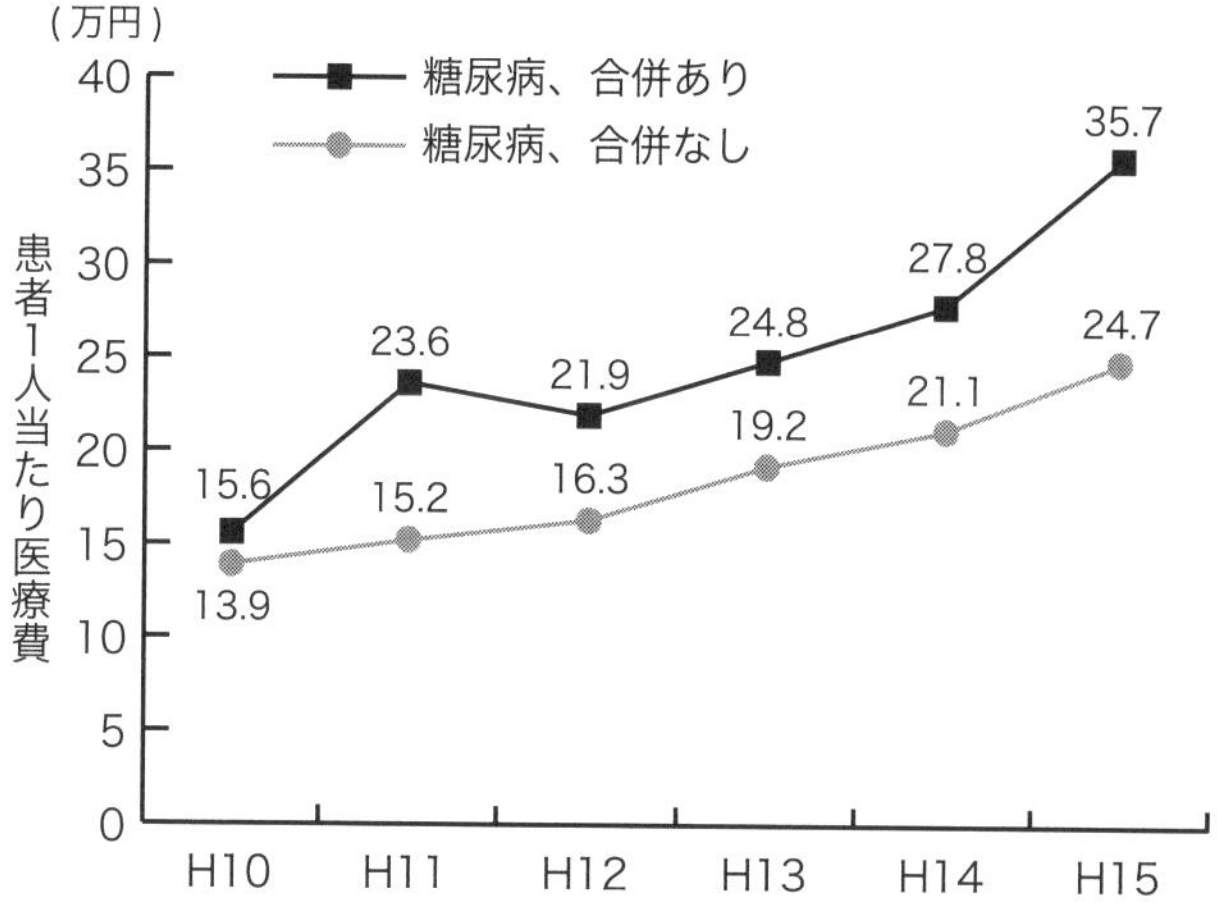

出典：厚生労働省 HP をもとに作成

では、さらに糖尿病で合併症がある場合はどうでしょう。図1-6を見てください。

これは、糖尿病の合併症のあるなしでかかる医療費を表したグラフです。**糖尿病の三大合併症は、糖尿病網膜症、糖尿病腎症、糖尿病性神経障害**ですが、例えば網膜症の治療でレーザー治療を行う場合、進行度合いによって片目につき約4~10万円の治療費がかかります。あるいは、腎症で透析が必要となった場合、月に約1~2万円の治療費がかかることになります。さらに、糖尿病にかかると高血糖状態になることで、歯周病にかかりやすいと言われています。そうなれば歯科治療に通わなければならなくなるでしょう。

あまり考えたくはないですが、**糖尿病で高血糖状態が続くと脳梗塞や心筋梗塞といった重大な病気にかかる**可能性も捨てきれません。万が一心筋梗塞になった場合、医療費はさらにかさむことになるのです。

このように、糖尿病にかかると、体のさまざまな部分に影響が出てきます。まさに、糖尿病を引き金にして、同心円状に医療費が増えていくことがおわかりいただけたのではないでしょうか。

さて、治療費のお話ばかりしましたが、実は糖尿病でかかる費用はそれだけではありません。バランスのとれた食事をするために、多くの食材を使う。そのための食材費はまだ良いのですが、問題は糖尿病で体が弱ってきたときです。

寝たきりまではいかなくても、自分で食材を買いに行けない、自炊ができないとなると、糖尿病食のお弁当や宅配食を頼まざるを得ません。一般的なお弁当なら1食あたり300～400円程度で買えるものが、糖尿病食になると1食あたり500～600円と少し高めになります。それを1日2食食べるとしても、1日1000円で1カ月3万円。1人でこの食費はやや高めと言っていいでしょう。

また、体が思うように動かなくなればヘルパーさんに来てもらうといったことも考えなければなりません。


最後までお金の話になってしまいましたが、いずれにしても糖尿病は進めば進むほど、より多くの治療費や食費がかかることは間違いありません。

さらに、お金とともに大事な「時間」という財産も失ってしまうことになります。診療の時間や治療にかかる時間はなるべく少ないほうがいいに決まっています。

大切な家族と過ごす時間、趣味や仕事といった自分が打ち込めるものに時間もお金も使ってほしい。そう思いながら私は、今日も患者さんに「一緒に生活習慣を改善していきましょう」と声をかけ続けているのです。

9 糖尿病になると平均で10年も寿命が縮む

前節で糖尿病による合併症の話をしましたが、糖尿病のもう1つのリスク、それが寿命にも反映されています。国立国際医療研究センターのある調査によると、**糖尿病患者さんの寿命は、糖尿病でない方と比べると約10年短い**ということがわかったのです。

数字にするとショッキングですが、若くして亡くなってしまうということはもちろん、合併症になると体が弱った状態で何年も過ごさなくてはいけない場合もあります。

私は患者さんとよくこんな会話をします。

「○○さん、忙しいのはわかるけどな、ちゃんと食事制限しないと長生きできへんよ」

「いや長生きなんかしたないねん。ポックリいきたいねん」

「いや、ポックリなんてなかなか人間いけないいんやで。脳梗塞になったりすると、後遺症があって、そのまま寝て過ごすようになることも多いんやから」

そう言うと「ほな、少し頑張ってみるかぁ」と言って患者さんは帰っていきます。

それまでずっと元気な方が病気になれば回復は早いですが、体が弱ったまま病気になってしまうとそうはいきません。糖尿病になると、平均寿命も健康寿命も短くなってしまうといっていいでしょう。

とはいえ、悲観的になることはありません。患者さんにこんな方がいらっしゃいます。60代の男性Sさん。**糖尿病から脳梗塞を発症、半身麻痺**になってしまいました。しかしリハビリを頑張った結果、歩けるくらいまで回復することができました。その後、退院し、しばらくはインスリンを自分で打っていたものの徹底した糖質制限を心がけ、午前と午後で1万歩ずつウォーキングするなど、**自分の生活を見直し正しい習慣を身につけた**のです。

その結果、どうなったと思いますか?

現在、70代後半になったSさんは、**薬もインスリンもなしで元気で過ごしています**。

Sさんの素晴らしい点は、倒れた際に思い切ってそれまでの生活習慣を捨て、血糖値を良くする生活習慣に変えたことです。

そこに年齢は関係ありません。**「いつからでも血糖値コントロールは十分可能なんだ」**ということを私に教えてくれました。大事なのは高血糖状態を放っておかないこと。繰り返しになりますが、「血糖値を上げない生活習慣を獲得すること」なのです。

10 夜勤やシフト勤務は血糖値に悪影響
～糖尿病になりやすい生活スタイル

少し意外に感じるかもしれませんが、糖尿病患者さんの中には**医療従事者の方も多くいらっしゃいます**。当院にいらしたのも、30代女性の病棟勤務をしている看護師Yさんでした。BMI値も正常値で、肥満体型でもないのにHbA1cは6％台後半。食生活にも気を遣っているとのことで3カ月間経過をみていきましたが、なかなか良くならないのです。月に1回真面目に通院してくるYさんは、血糖値があまり良くならないことにショックを受けているようでした。そこで、私はもう少し突っ込んで話を聞いてみました。

「Yさん、食事には気をつけていますよね。運動などはどうですか？」

「運動はヨガをしたり、時間があるときは通勤のときに1駅歩くこともあります」

「病棟勤務でしたよね、仕事は順調ですか？」

「そうですね……夜勤が月に3回前後あるので、それが少ししんどいときもあります」

私はそれを聞いてピンときました。

というのも、夜勤やシフト勤務の場合、どうしても**食事の時間が深夜**になってしまうことによる、食欲増進のリスク。さらに、食事をした後すぐに寝てしまうことによる高血糖リスク。さらには、本来、夜は副交感神経優位のところ、勤務によって交感神経優位となってしまうことによる自律神経の乱れや、それにともなうホルモンバランスの乱れ。これらがすべて血糖値に悪影響を与えるからです。

事実、ハーバード公衆衛生大学院の研究チームが行った調査によると、**夜勤の多い看護師は、日勤勤務をしている看護師に比べ、糖尿病発症リスクが上昇する**ことがわかっています。また、これまでもお話ししてきたように、肥満は糖尿病において最大のリスクですが、夜勤で遅い時間に食事を摂取することは、時間栄養学の見地からみても肥満を引き起こしやすく、結果的に糖尿病を誘発するひとつの原因になると考えられます。

さて、冒頭に挙げた看護師Yさんですが、生活習慣の見直しがいかに大切かをご説明し、思い切ってシフトを日勤型へ変更し、夜勤を極力少なくする方法はとれないかを提案しました。また、夜勤をした際は、体を極力休めるようアドバイスしたのです。

それから3カ月後、あれほど変化がなかったYさんのHbA1cの数値は徐々に下がり、なんと5%台に落ち着いたのです。もしあなたが、肥満傾向ではなく食生活にも気をつけているのに血糖値が下がらない場合、**ライフスタイルそのものを見直すことが重要**なのかもしれません。

Column

世界の糖尿病患者の動向

世界にはどれくらいの糖尿病患者がいると思いますか？

国際糖尿病連合（IDF）が2021年に発表したデータによると、世界で5億3700万人、成人（20〜79歳）の約10人に1人が糖尿病を患っています。しかも、その数はどんどん増え続けており、2030年には6億4300万人、2040年には7億8300人まで増えるという予測がされています。

さらに、インスリンの分泌量が少なかったり、働きが悪かったりして血糖値が高い傾向にある「耐糖質異常（IGT）」の症状があり、2型糖尿病の発症リスクが高い「糖尿病予備軍」の方も、世界で5億人以上いることがわかっています。このままだと、未来の地球は糖尿病の患者さんだらけになってしまうかもしれません。

特に、日本を含む中国、インドネシア、フィリピン、タイ、韓国などの「西太平洋地域」は、世界で最も糖尿病人口が多い地域です。1億4090万人と、世界一糖尿病患者が多い中国をはじめ、日本も糖尿病が強く疑われる方、糖尿病の可能性を否定できない方を含めると2000万人いると推計されており、「糖尿病大国」といえるでしょう。そしてアジアだけでなく、中東やアフリカ地域の糖尿病患者数も急増しています。

これほどまで世界的に糖尿病が増えている背景には、経済成長による食生活の変化、運動不足、高齢化など、さまざまな理由が考えられています。また、世界の糖尿病患者の約4分の3は、1人あたりの国民総所得が少ない「低中所得国」に住んでおり、そうした国々では十分な食事が摂れないことによる栄養不良で糖尿病を発症するケースも見られます。

ところで、糖尿病といえば肥満の方に多い病気です。しかし、糖尿病患者が多い国として、まっさきにアメリカやヨーロッパなど欧米諸国の名前が挙がらないことに違和感を持った方もいらっしゃるでしょう。

実は、欧米人とアジア人では、アジア人のほうが糖尿病になりやすいといわれています。これには遺伝子的要因が深く関わっており、例えば、2型糖尿病の欧米人と日本人を比較した調査では、日本人のインスリン分泌量が、欧米人より低いことがわかっています。つまり、欧米人はインスリンがたくさん出るので、肥満になっても糖尿病にはなりにくいのです。逆に日本人などアジア人は、少し太っただけでも糖尿病になりやすいということです。

糖尿病患者は世界的に増加傾向にありますが、これからも世界のさまざまな研究、調査によって糖尿病の要因や遺伝子的背景などが明らかになっていくことでしょう。糖尿病のケアとしては、血糖値をコントロールすることが第一ですが、今後は人種的な特性などもふまえた、より細やかで新しい治療方法が生まれてくるかもしれません。

第2章

ひと目でわかる糖尿病のメカニズム

1 日本人と欧米人、糖尿病になりやすいのはどっち？

時々テレビなどで見かける欧米人の中には、日本人ではありえないような肥満体型をしている人がいます。さらに驚くのがその食事量です。「アメリカンサイズ」と呼ばれるくらい、ビッグなピザやハンバーガー、脂肪や糖分がたっぷり入ったお菓子……。あれを食べ続けていたら、肥満になるのもうなずけます。しかし逆に言えば、彼らは「それほどまでに太れる体質を持っている」ということになります。

人がどうやって太るのか。そのメカニズムを少しご紹介しましょう。

ものを食べると、まず**小腸で糖が吸収**されます。そこで血糖値を下げるために分泌されるのがご存じ**「インスリン」**です。**すい臓から出たインスリンが細胞に働き、筋肉細胞や肝臓細胞、脂肪細胞に糖を配ります**。細胞に糖を配ると、細胞の中で糖がさまざまなものに変化します。その大部分が「脂肪」。**糖が多ければ多いほど脂肪となるため、太る**ということになります。

つまり、脂肪を蓄えた肥満体型の方がたくさんいる欧米人は、それだけインスリンの働きが良いということになります。一方、**日本人はどうかというと、欧米人に比べてインスリンがあまり出ない体質**を持っています。

なぜインスリンが分泌されにくい体質なのか。一説には日本人が「農耕民族だったから」だともいわれています。従来、日本人は炭水化物を多く摂り、肉はほとんど食べない暮らしが長く、かつ農作業という肉体労働を行っていました。肉体労働には、糖のエネルギーが必要不可欠です。そのため、「過重労働にも耐えられる糖代謝のいい体質」を獲得していったのでしょう。「日本人は欧米人の半分しかインスリンが出ない」と言われますが、そのゆえんもこういった歴史に深く関係しているかもしれません。

もし、日本人が欧米人と同じだけの食事量を摂ったらどうなるでしょうか？　おそらく同じような肥満体型にはならないでしょう。

もちろん、ある一定程度まではインスリンが働き、太ることができるでしょうが、それ以上はインスリンが分泌されず糖尿病を発症。やがて糖をエネルギーに変えることができなくなり、体は危険を察知して、筋肉や脂肪を分解してエネルギーに変えてしまい、逆にやせていってしまうのです。

いずれにしても、**「日本人は糖尿病になりやすい」**と思っていてまず間違いありません。

2 「初期はほとんど自覚症状がない」からこそ怖い

合併症や免疫力の低下など、多くのリスクを引き起こす糖尿病ですが、糖尿病の怖さはそれだけではありません。実は、初期の場合ほとんど自覚症状がないのです。

糖尿病がある程度進行すると、「のどが渇く」「倦怠感がずっと続く」「頻尿になる」といった明らかな症状が出ますが、**初期はこうした症状が出ない場合が圧倒的に多い**のです。

自覚症状がない一番の弊害は「知らず知らずのうちに病状が進行してしまう」ということです。

「痛い」「調子が悪い」といった症状が出ないので、健康診断で引っかかっても「まあ大丈夫だろう」と楽観視してしまうのも弊害と言っていいかもしれません。

どんな病気でもそうですが、糖尿病もまた**早期発見・早期治療がマスト**。それこそ症状がないような初期の段階でしっかりと生活をコントロールすれば、普通の日常生活を送ることは十分可能です。そのためにも、私は定期的な健康診断を強くおすすめしています。

もちろん会社員の方であれば年に1回は必ず健康診断を受けるでしょうから、その際、

必ず血糖値をチェックし、高めの場合は定期的な検査をかかりつけのクリニック等で受けるようにしてほしいものです。また、糖尿病は遺伝的要素が強いので、血縁関係に糖尿病の方がいれば注意しておいたほうがいいでしょう。

さらに注意してほしいのが、フリーランスや専業主婦の方々です。「定期的な健康診断を飛ばしてしまって、気づいたら症状が進んでいた……」という方にしばしば遭遇します。コロナ禍もあり、病院に行くのがおっくうになっている方もいらっしゃるかもしれません。その際は、無理に健康診断や人間ドックに行く必要はありません。そのかわり、かかりつけのクリニックに行き、**「ずっと健康診断をしていないから気になっている」**と伝えて、検査を受けてみましょう。

そんなアプローチであれば、おそらくかかりつけの先生のほうも**「それなら、血液検査を1回やってみましょうか」**とすすめてくれると思います。

初期の場合は自覚症状がほとんどない、と書きましたが「食後に異様に眠くなる」「3年間で5kg以上体重が増えた」「ここ数カ月、食べ過ぎが続いている」といった、日常の小さな変化から糖尿病を発見できる場合もあります。

今挙げた項目に1つでも当てはまる場合は、一度クリニック等で血糖値の検査を受けることをおすすめします。

3 一気に重症化する「ペットボトル症候群」にご用心

今や毎日のように利用されている「ペットボトル飲料」ですが、その中には糖質が過剰に含まれたものが少なくありません。

とくに糖尿病と診断されている方はもちろん、糖尿病予備軍の方にも注意してほしいことがあります。それが暑い夏の日などに起こりやすい「ペットボトル症候群」です。

ペットボトル症候群とは、糖分の多い飲み物を飲み続けたことで起こる「急性の糖尿病」の一種です。のどの渇き、倦怠感が主な症状ですが、重度の場合には意識がもうろうとしたり、昏睡などの症状を招く場合もある怖い病気です。

では、どんなときにそれが起こるのでしょうか。ここで、暑い夏の炎天下、あなたは屋外にいると思い浮かべてみてください。

自動販売機で飲み物を買うことにしたあなたは、何を選びますか？

「汗をかいたことだしスポーツドリンクにしよう」

「炭酸飲料でスッキリしたいから、サイダーを飲もう」
「一服するなら甘い缶コーヒーがいちばん」
「日に当たったし野菜ジュースでビタミン補給」

残念ながら、これらはどれも糖質たっぷりなのでNGです。こうした糖分入りの飲料を1日に大量に飲み続けると、「ペットボトル症候群」が起こってしまいます。

さらにこうしたことが日常化すると、**のどが渇く→糖分入りの飲み物を大量に摂る→血糖値が上昇する→さらにのどが渇く**、この悪循環を繰り返すうちにインスリンが不足します。すると、「糖尿病ケトアシドーシス」という状態になり、のどの渇きや多尿、倦怠感、吐き気などが出てきて、ときには命に関わる場合もあるのです。

一般的に**スポーツドリンクに含まれる糖分は、スティックシュガー8~10本分**といわれます。炭酸飲料では17~20本分に相当するものもあります。味のついた飲み物はたしかにおいしいですが、おいしいものには裏があるのです。

暑い夏、**熱中症の対策として水分補給は必要ですが、その場合は水やお茶を飲めば十分**です。スポーツドリンクを飲んでいいのは、スポーツ選手並みに運動したときだけと心得ましょう。

4 2型糖尿病の主な原因は、年齢・肥満・家族歴

これまで糖尿病についてさまざまなことをお伝えしてきましたが、「糖尿病」とひとくちに言っても、4つの種類が存在します。1型、2型、その他の原因によるタイプ、妊娠糖尿病で、その中でもっとも多いのが2型。なんと糖尿病の95％を占めています。

2型糖尿病の原因は、遺伝的要因と生活習慣ですが、さらに細かく分けると「年齢・肥満・家族歴」に原因があります。

まず1つ目の「年齢」ですが、40歳以上で発症するパターンが多いと言われています。「令和元年国民健康・栄養調査」（16ページ参照）をみても、男女ともに40歳以上から糖尿病・糖尿病予備軍が増えていることがわかります。50代、60代と**年齢が上がるにつれ糖尿病罹患率もアップ**することから、40歳を過ぎたら血糖値に気を配るようにしましょう。

2つ目の「肥満」ですが、体内に脂肪が多いとインスリンが効きにくくなってしまうため、高血糖状態になってしまうのです。何度もお話ししていますが、**肥満は糖尿病の大敵！**　食生活を見直し、糖分を控えるところから始めてみてほしいと思います。

3つ目の**「家族歴」**ですが、研究の結果、糖尿病は遺伝することが何十年も前から判明しています。しかし、なぜ遺伝の要素が糖尿病に影響するのか、それはまだ正確にはわかっていません。未だ解明されていない部分も多いのですが、いずれにしても血縁者の中に糖尿病の方がいる場合、ご自身も糖尿病になりやすい体質であると認識していたほうがいいでしょう。

といっても、これらの項目に当てはまるからといって悲観することはありません。

私が診療した40代男性のケースです。異常な眠気と、頻尿があったことから来院。父親が糖尿病だったことから、「いずれは自分も糖尿病になるかもしれないな」との心構えがあったといいます。HbA1cの値も8%前半台と治療を開始するレベルでした。

仕事が忙しく、毎日帰宅は22時以降だという彼。夕飯の時間も遅いといいます。そこで私は、「勤務時間は変えられないと思いますが、食べる時間は変えられるはず。**18〜19時くらいに軽食を食べて、22時以降のドカ食いをやめる**ようにしてみてください」とアドバイスしました。

彼自身、運動なども取り入れ努力したのでしょう。なんと彼は3カ月後に6%台まで数値を下げることができたのです。**糖尿病リスクがあっても、体は変えられる。**彼はそう教えてくれました。

5 糖尿病になると起こる、体の変化

これまでは、糖尿病の症状やそれによって引き起こされる合併症の怖さなどについてお話ししました。では、糖尿病になるといったい体にどんな変化が起こるのでしょうか？ここでは、糖尿病が進行していくことで体に生じる変化を時系列でご説明します。

【糖尿病初期】

この頃は、**ほとんど自覚症状はありません**。ご飯がおいしく、仕事もバリバリできる。多少の無理もできてしまうので、精力的に仕事や家事をこなしていると、忙しさから生活習慣が乱れやすく、食べたいものを食べて肥満に陥りやすいのがこの時期の特徴です。

初期は、上がった血糖値を下げようと、すい臓から大量のインスリンを出している状態です。いつもインスリンを作り続けるため、**すい臓はフル稼働**。そのため、空腹時のインスリン値も高くなり、それと同時に**体重もぐんぐん増える**のです。

【糖尿病中期】

この頃になると、すい臓はインスリンを分泌し続け、次第に疲弊していきます。すると、インスリンが出づらくなり、HbA1cの数値も8%台に上昇し、経口薬だけでは血糖値コントロールが難しくなっていきます。

そのため、**「疲れやすい」「のどが渇く」「手足がしびれる」**といった明らかな症状が出てくるため、体調の異変から病院を受診する方も現れます。

私も運動や生活習慣の改善を口酸っぱくお伝えしていますが、それでもなかなか効果が表れない場合、インスリン注射に踏み切ります。

すい臓もずっと働き続けられるわけではありません。ある一定の状態を超えてしまうと、インスリンが作れなくなってしまい、「血中のインスリンレベル」が下がってきてしまいます。

インスリンが働かなくなると、食事から得た糖分をエネルギーに変えることができなくなってしまうため、体は、脂肪や筋肉からエネルギーを作り出そうとします。

すると、「食べても食べても太らない」「短期間のうちに5kg以上やせた」という症状が現れます。

ダイエットしてもいないのにやせていくのは、体にとって明らかに危険信号。そうなってしまう前に、インスリンを外から補う、いわゆる「インスリン注射」を行うのです。

インスリンを投与してあげると、その分、すい臓はインスリンを作らずに済みます。私たちが少し休むとまた元気になるように、すい臓も少し休むと、また自分でインスリンを作り出せます。そういう意味で、**インスリンはすい臓をお休みさせてあげる薬**でもあるのです。

インスリン注射の効果はそれだけではありません。ある程度血糖値がコントロールできてくると、インスリン注射をやめるタイミングがやってきます。よく患者さんから「インスリン注射をやめても本当に大丈夫なのですか?」と不安そうに質問されることがありますが、生活習慣を改め、血糖値が安定していれば問題ありません。すい臓からインスリンを分泌する機能が回復するため、インスリン注射から経口薬に変更しても効きが良くなるのです。

中期の患者さんをみていると、やはり**食べる量や糖質を減らすとぐっと数値が良くなる**ことが多いのが特徴です。甘いものを食べないだけでもすい臓を休めることにつながります。そのため次の2点をよく患者さんに伝えています。

「口さみしくなって何か食べたくなったときは、『本当にお腹が空いてる?』と自分に聞いてみてください」

「歯磨きをしたり、水やお茶を飲んだりしてなんとなく気分をごまかしてみましょう。

もしそれでも我慢できない場合は、糖質の少ないおやつやナッツ、スルメイカなどを食べてみてください」

これらを守るだけでも血糖値は随分安定します。

【糖尿病末期】

2型の糖尿病はある時期を超えてしまうと、もはやインスリンが作れなくなってしまいます。そうなれば、インスリンを打つ必要があります。また、血糖値を下げる作用のある薬なので、今度は下げ過ぎたことによる「低血糖」の症状にも気をつけなければなりません。

末期になると、合併症により目や腎臓といった臓器にも影響が現れます。腎疾患となり透析を週3回行う必要が出てくることもあります。

末端神経にも障害が出てくるため、足の潰瘍や壊疽《えそ》にも注意が必要となってきます。この段階になると、病院に常にお世話になる、そんな状態になってしまいます。

脅かすわけではありませんが、糖尿病を放っておけば間違いなく寿命も縮めてしまいます。だからこそ、適切に薬やインスリンを使う。それとあわせて自分の食生活を見直すことが大事なのです。病状を悪化させないために、まずはこういった病状の理解をしていただければと思います。

6 全身の皮下脂肪より、お腹の内臓脂肪が危ない！

体脂肪が全身につく状態を「肥満」といいますが、脂肪には「皮下脂肪」と「内臓脂肪」の2種類があります。

このうち、**とくに注意してほしいのが「内臓脂肪」**です。内臓脂肪は「ただの脂肪」ではありません。**動脈硬化や、インスリン抵抗性（インスリンが効きにくくなる作用のこと）を促す働きを持っているのです。**

そもそもなぜ内臓脂肪がたまるのかというと、脂肪細胞内に脂質が入り、それぞれが膨らむからです。容量が増え、肥大化した脂肪がさらに増殖・肥大化を繰り返すことで脂肪は増えていくのです（図2−1）。

これらの脂肪細胞は、アディポネクチンなどに代表されるという善玉の生理活性物質と、TNF−α、PAI−1、HB−EGFといった悪玉の生理活性物質を出すのですが、**内臓脂肪細胞が大きくなると、悪玉の生理活性物質を多く分泌するように**なります。

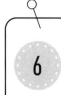

図2－1　内臓脂肪がたまるメカニズム

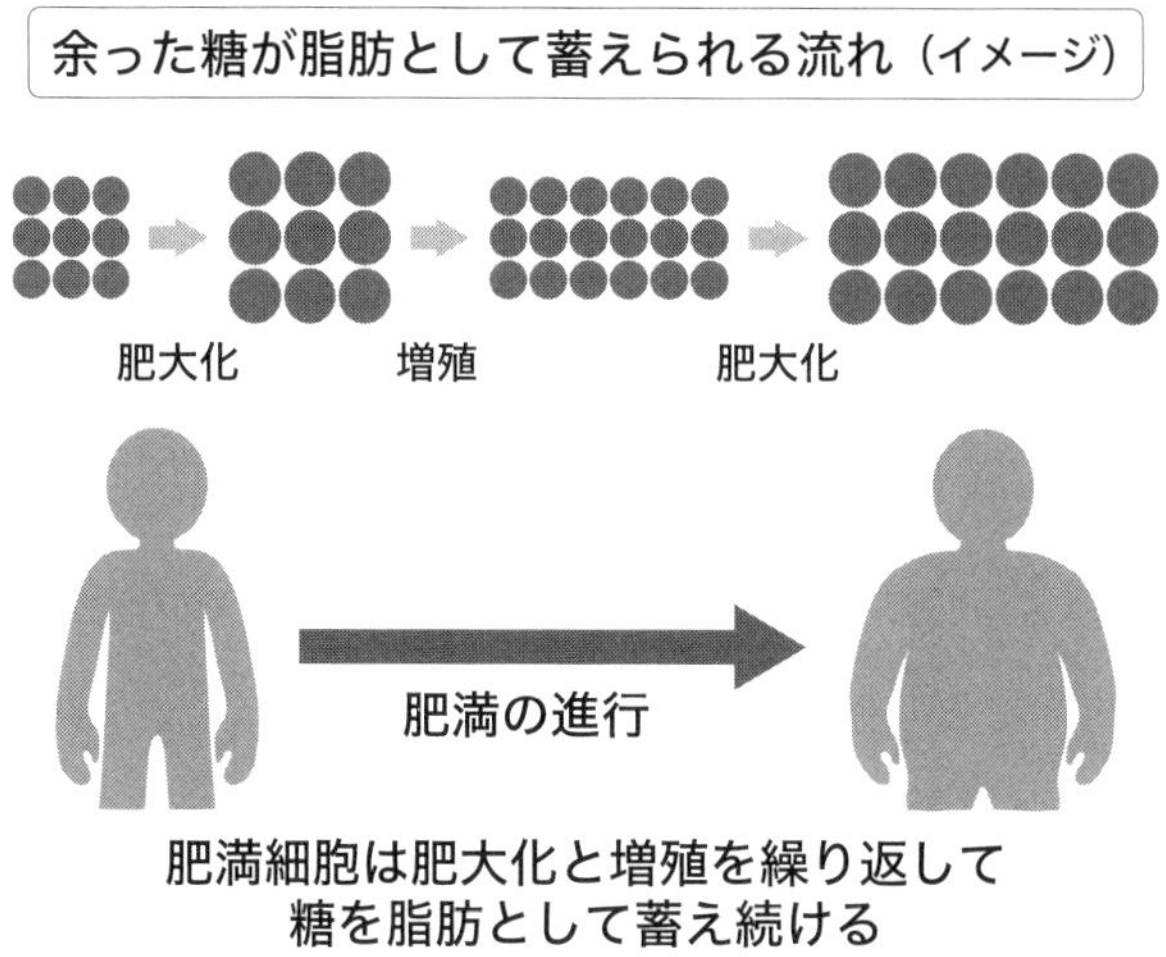
余った糖が脂肪として蓄えられる流れ（イメージ）
肥大化
増殖
肥大化
肥満の進行
肥満細胞は肥大化と増殖を繰り返して
糖を脂肪として蓄え続ける

中でもＴＮＦ－α（「腫瘍壊死因子」とも呼ばれ、インスリン受容体に結合することにより、インスリンを効きにくくする悪玉物質）はインスリンの働きを悪くしてしまうため、内臓脂肪の増加には注意が必要なのです。

「私は内臓脂肪なんかついていないはず！」という過信は禁物です。

糖尿病でもない、高血圧でもない、コレステロール値も高くないのに動脈硬化がものすごく進んでいる方が中にはいらっしゃいます。そういう方はほぼすべて腹囲がオーバーサイズです。

これは男性だけではありません。女性であっても内臓脂肪がついている方はいます。

それをチェックするためにはＣＴ検査が一番望ましいのですが、内臓脂肪を見るためだけにCT検査をするというのも保険診療上は難しいでしょう。

そこで、ぜひ気にしてほしいのがお腹周りの数値です。顔や手足はほっそりとしているけれど、お腹は出っ張っている。こういう方は内臓脂肪がついていると思ってよいでしょう。図2-2に示すように、お腹周りの数値が男性85㎝以上、女性90㎝以上で、かつ血圧・血糖・脂質の3つのうち2つ以上が基準値から外れると、「メタボリックシンドローム」と診断されます。これは内臓脂肪に注意すべき状態ですので、生活習慣の改善を考えていきましょう。

かくいう私も、細身体型ですがお腹はもうポチャポチャ(笑)。少し体重が増えると「あ、内臓脂肪がまた増えたんじゃないかしら」と思うようにしています。

インスリン抵抗性を引き起こす主たる原因になる、内臓脂肪。しかし、悲観することはありません。じつは**内臓脂肪は皮下脂肪に比べると、落としやすい脂肪**でもあるのです。

そのためにはまず糖質を控えて、適度な運動を心がけるだけでOK。

内臓脂肪を落としやすくする食事と運動については、第3章と第4章で詳しくお伝えします。

図2－2　メタボリックシンドロームのチェック項目

ウエスト周囲径

男性 85 ㎝以上　　女性 90 ㎝以上

※内臓脂肪面積 100 ㎠以上相当

＋

3つのうち2項目以上

高脂血

高トリグリセライド血症:トリグリセライド(中性脂肪) 150 ㎎/dL以上

かつ または

低HDLコレステロール血症:HDLコレステロール 40 ㎎/dL未満

高血圧

収縮期血圧 130 ㎜Hg以上

かつ または

拡張期血圧 85 ㎜Hg以上

高血糖

空腹時血糖 110 ㎎/dL以上

出典：厚生労働省「e - ヘルスネット［情報提供］」HP をもとに作成

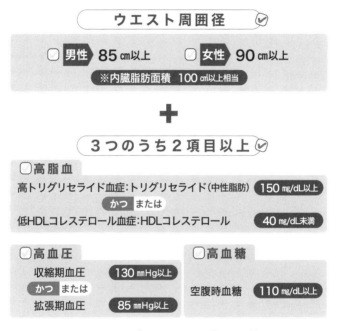

7 AGEsが血管を傷つけ、怖い合併症を引き起こす

「AGEs」という言葉を聞いたことがありますか? AGEsとはAdvanced glycation end productsの略語で、「終末糖化生成物」と訳します。

「AGEs」は体の「こげ」と表現する場合もあります。では、なぜこの「こげ」が発生してしまうのでしょうか。それは、私たちの体を構成している「たんぱく質」と、食事等から摂取したものの体の中で使われなかった「余分な糖」の2つの物質が結びつくことで起こります。

なぜこの2つの物質が結びついてしまうのかというと、糖質や脂質の摂り過ぎ(食べ過ぎ)、喫煙や飲酒、酸化ストレスや高血糖、さらには運動不足といったいわば「不健康な習慣」によってつくられてしまうのです(図2-3)。こうしてできたAGEsは、血管に蓄積すると糖尿病をはじめ、動脈硬化や心疾患、呼吸器疾患、がんなどの病気を引き起こす原因であることがわかってきました。

また、それだけではありません。AGEsが増えることでたんぱく質のひとつである「コ

図２－３　AGEs が増えるメカニズムと及ぼす影響

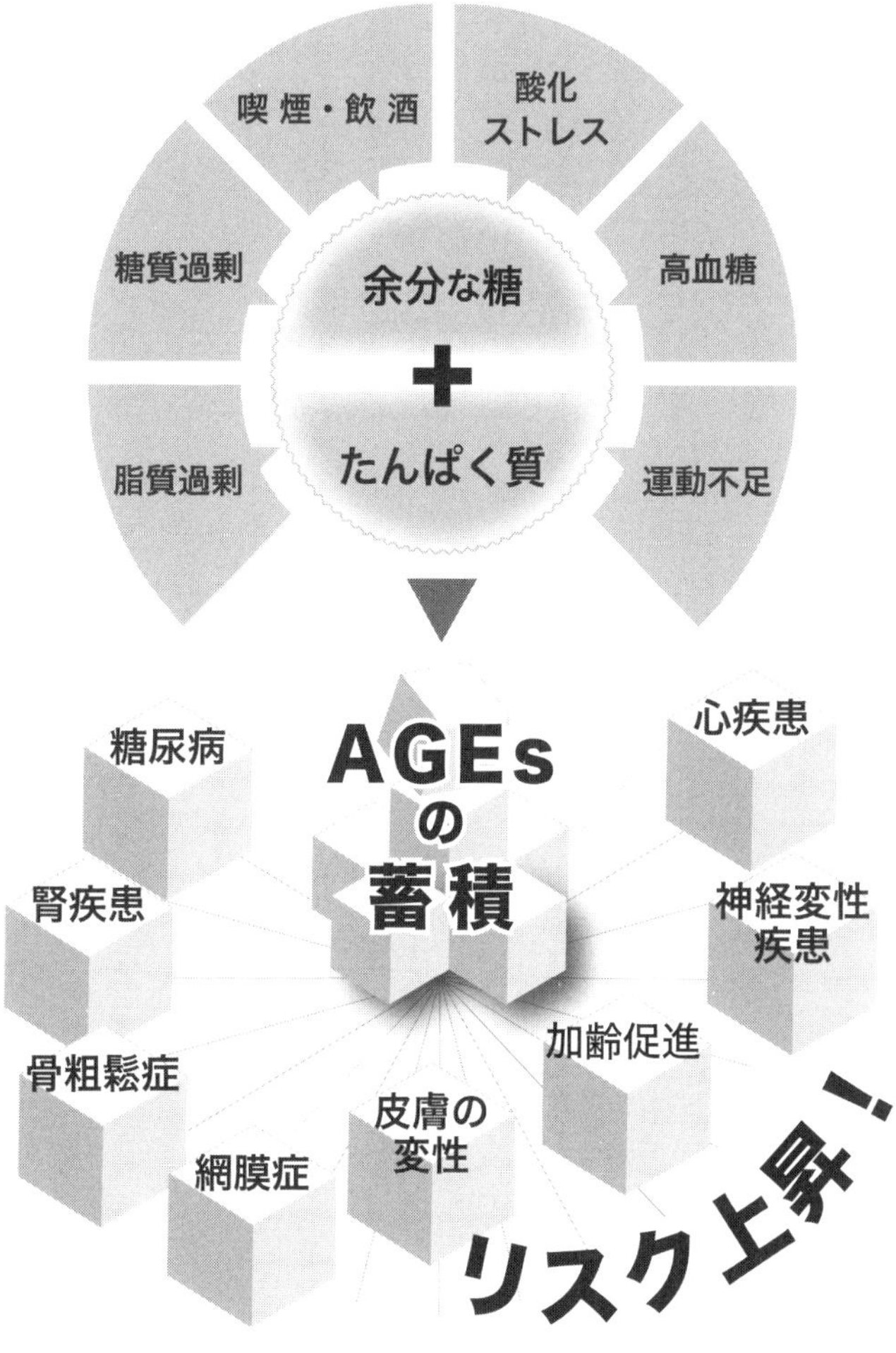

図2－4　AGEsが多く含まれる食品

フライドポテト、フランクフルト、ステーキや焼肉などの加熱した肉、ハンバーガー、ベーコン、ポテトチップス、ホットケーキ、ドーナツ、クッキー

ラーゲン繊維」にも悪影響を与え、しわやたるみといった見た目の印象を老けさせる原因にもなっています。

なお、この2つの物質が結びつき、かつ加熱されると、ＡＧＥｓはさらに増加します。そのため、ドーナツやハンバーガーなど、たんぱく質や糖質、脂質を多く含み高温で加熱調理された食べ物は、高血糖の方は避けるようにしましょう（図2－4）。

血管における糖尿病の合併症は大きく2つに分けられます。

1つは**大血管障害とよばれる動脈硬化で、脳梗塞、心筋梗塞、足の血管が詰まる**症状を引き起こします。もう1つは**細小血管障害と呼ばれ、目の網膜と神経、腎臓に関係します。**

ＡＧＥｓはこのどちらにも悪影響を与え、血

管だけでなく細胞や組織を劣化させてしまうのです。しかも、このＡＧＥｓは高血糖状態が続けば続くほど蓄積され、より多くの合併症を引き起こすきっかけになってしまいます。

老化の元凶ともいわれるＡＧＥｓですが、細胞を元気に保っておくためには、普段の食べ物にも気をつけたいもの。ＡＧＥｓを多く含む食べ物には注意するようにしましょう。

8 第6の合併症・併発症にも要注意

三大合併症（網膜症・腎症・神経障害）そして、第4・第5の合併症（心疾患・脳卒中）に加えて、実は近年「第6の合併症」と呼ばれる病気があります。

それが**「歯周病」**です。**糖尿病の方はそうでない方に比べて、歯周病である割合が高い**というデータがあります。また、歯周病が進行すると糖尿病も悪化するという事実がわかっており、両者は密接な関係があるとされています。

では、なぜ糖尿病になると、歯周病になりやすくなってしまうのでしょうか。

ひとつには免疫力の低下によるものだといわれています。高血糖状態だと体を守る白血球の働きが鈍くなり、結果的に歯周病を起こしやすくなってしまうのです。

では逆に、なぜ歯周病があると糖尿病を悪化させやすくなるのでしょうか。

歯周病になると「TNF-α」という炎症性物質が血中に入り込み、それが増えすぎることでインスリンの効きを悪くしてしまうからです。

現在では、歯周病もあわせて治療するとより良い治療効果が得られるので、当院に通う患者さんにも「歯周病は大丈夫？　時間があったら歯医者さんで歯周病チェックもしてもらってくださいね」と声をかけています。

合併症のお話をしましたが、近年もう1つ注目されているのが、**糖尿病と認知症との関係**です。糖尿病の方は糖尿病ではない方に比べて、**アルツハイマー型認知症が約1・5倍起こりやすく、脳血管性認知症は約2・5倍起こりやすい**という結果が出ています。

とくに高齢になれば認知症のリスクは高まりやすくなります。そういう意味でも、日頃から血糖値コントロールをしてリスクを限りなく減らしておくことが重要です。

合併症や併発症に関して、私は「あまり気にしすぎなくてよいですよ。まずは食生活を見直して、運動しましょうね」と患者さんには伝えています。

しかしその一方で、治療を怠ってしまうとさまざまな病を引き起こしたり、臓器や血管を傷つけてしまったりする原因にもなりかねません。

もちろん、**きちんと治療すればことさらに怖がる必要はありません**。しかし、日頃から起こりうるリスクに関しては、知っておくほうがよいでしょう。

私もその都度、患者さんには説明するように心がけています。

9 「治してもらう」ではなく「自分で治す」気持ちが大事

最近では医学が発達し、薬の効き目はそのままに、1日に何回も薬を飲まなくてもよい、患者さんにとって扱いやすい薬が次々に開発されています。以前は糖尿病の飲み薬は2種類、インスリン注射は1種類でしたが、現在では飲み薬は9種類、注射薬はインスリン注射薬に加えてGLP‐1（ジーエルピーワン）受容体作動薬の2種類があり、治療の幅も広がりました。

実際、患者さんにとっても負担が少ないので、その点ではいい時代になったというべきでしょう。しかし、中にはこんな考えを持ってしまう患者さんがいるようです。

「いい薬がどんどん開発されているから、薬さえ飲んでおけば悪くはならない」

「薬や注射があるから、暴飲暴食をしても大丈夫」

このような考えは誤りというほかありません。いくら薬が進歩しようとも、**薬で改善する程度はたかが知れている**からです。

健康な方が糖尿病になっていく過程をドミノ倒しで考えてみるとわかりやすいでしょう。

糖尿病は、ある日突然発症するわけではありません。本章第5節でお話ししたように、段階的に進んでいきます。その過程において薬で治せるのはほんの一部分。ドミノ倒しになるスピードを少し遅くするのか、ドミノが倒れないよう、ゆらゆらと止めておく程度にしか効果はありません。

なぜなのかというと、**糖尿病の投薬治療は「糖尿病を治す」根本的な治療ではない**からです。一度糖尿病になってしまったら、薬で細胞や組織を「完全に元通りに治す」ことはできないのです。

もちろん、糖尿病の初期であれば、薬と生活改善でほぼ元通りになるでしょう。

しかし、糖尿病がある程度まで進行してしまうと薬がどんどん増え、今度は薬だらけの体になったことで他の弊害が生まれてきてしまうのです。

多くの薬を飲み続けている患者さんのケースをご紹介します。

50代の男性Iさん。5年ほど「インスリン分泌を増やす薬」による治療を続けてきましたが、効きが悪くなってきたため、「インスリンを効きやすくする薬」を追加。しかししばらくするとこの2種類を使っても効きが悪くなってきました。そこで、次は「尿に糖を出させる薬」と「食後のインスリン分泌を促す薬」を追加。これだけで4種類の薬を使っていることになります。

4種類の薬で血糖値コントロールができていましたが、それでも血糖値が上がるようになってしまい、いよいよインスリン注射を使わざるをえなくなってしまいました。糖尿病の怖いところは、**薬やインスリンでいくら抑えても、食事や運動といったセルフケアをしなければ血糖値コントロールができなくなってしまう**ところです。

当たり前のことですが、人間は体を動かすために食事からエネルギーを摂らなくてはいけません。しかし、Iさんのような中期以上の糖尿病の方たちは、糖質の摂取を極力抑えなくては体の機能そのものがおびやかされる危険性があるのです。

Iさんの場合、小腸からの糖の吸収を抑える薬を新たに追加し、血糖値コントロールを行うようにしました。現在、Iさんは5種類の薬とインスリン注射でなんとか血糖値は落ち着いていています。

もちろん、私たち医師もできれば薬を使いたくはありません。Iさんにも栄養指導や生活習慣の指導を行い、「無理のない範囲で、取り組んでいきましょう」と、今も一緒に血糖値コントロールに取り組んでいます。

糖尿病患者さんの中にはさまざまな方がいますが、重症化しやすい方たちはやはりどこか病気を他人ごとにとらえている節があります。「糖尿病のことを知ろうとしない」「何を食べると血糖値が上がるのかを気にしない」「先生に任せておけば大丈夫」など、言ってしまえば「病気は薬や医師に治してもらうもの」、そんな意識が強いのです。

しかし、糖尿病はそんな病気ではありません。自分の血糖値や症状をきちんと把握して、**「自分で治していくんだ」「自分で血糖値をコントロール下に置くんだ」**という意識で取り組むことが何より大事なのです。

私がこれほどまでに強く言うのは、糖尿病の中期〜末期になって苦しむ患者さんを大勢知っているからです。どこかで**「他人任せ」から「自分主体」にならなければ薬の量は増え続け、病状も進行してしまうでしょう。**それはご本人にとってもつらいはずです。

といっても、「自分ひとりで頑張る」必要はまったくありません。かかりつけの先生に相談しながら、食事、運動といった基本的な生活を1つ1つ見直していけばいいのです。

少し押しつけがましい話になってしまいましたが、糖尿病を専門に診てきた医師の言葉としてお許しいただければ幸いです。

Column

糖尿病の歴史

糖尿病の歴史をたどると、紀元前16世紀ごろの古代エジプトの医学、治療方法が書かれた古文書『パピルス・エベリス』に、「多尿」や「のどの渇き」を伴う病気の記述が残されています。どちらもまさに糖尿病の代表的な症状ですから、この記述は糖尿病のことなのではないかと考えられています。

ちなみに、古文書の内容は、さらに時代をさかのぼった紀元前34世紀以前の記録を書き写したものといわれており、いにしえから人間は、糖尿病に悩まされていたことがうかがい知れます。

紀元前6世紀ごろの古代インド医学においては、糖尿病は「蜜の尿（メドフメハ）」と呼ばれていました。当時は水洗トイレがなかったので、用を足した際に、尿に蟻が集まってきたことからその名がついたそうです。実際、糖尿病の方の尿にはブドウ糖が多く含まれていますから、ありえない話ではありません。

現代の「糖尿病（diabetes mellitus）」という病名は、紀元前2世紀ごろにギリシャ（現在のトルコ）・カッパドキアのアレテウスという医師が命名したといわれています。diabetesは、「サイフォン」、mellitusは「甘い」という意味のギリシア語です。大量の尿がどんどん出続ける病状をサイフォンに例えたようです。アレテウスは、糖尿病を「肉や手足が尿に溶け出してしまう不思議な病気」とし、尿が絶え間なく出続けて、症状がそろうと間もなく死んでしまうと記しています。

それから長い時を経た1921年、カナダ・トロントの外科医フィレデリック・バンティングをはじめとした研究者たちが、犬のすい臓から血糖値を下げる物質「インスリン」を発見したことで、糖尿病の治療は一気に飛躍を遂げます。

1922年に世界で初めてインスリンを摂取したのは、14歳のレオナルド・トンプソンさんで、重度の1型糖尿病を患い、体重は30kg前後しかありませんでした。牛から抽出したインスリンを注射したところ、520mg／dLあった血糖値が１２０mg／dLまで下がり、尿糖もほとんどなくなったといいます。

その後、糖尿病に対するインスリン治療は世界へ普及していきました。インスリンの発見により、未知なことだらけで命を落とす方が多かった糖尿病に、光が差してきたのです。


近年に入ると、糖尿病患者の多くは2型糖尿病であることがわかり、2型糖尿病に特化した薬やインスリン注射なども開発され、糖尿病患者のＱＯＬ(Quality Of Life：生活の質) はどんどん向上していきました。

インスリン発見から１００年以上経ち、かつてはかかれば死を待つしかなかった糖尿病が、血糖値をコントロールしながら生き続けられる病へと変わりました。薬を効果的に使用しながら、食事や運動療法もうまく取り入れていけば、１００歳まで生きることだってできるでしょう。

長い月日をかけて糖尿病のメカニズムやインスリンの発見に尽力した研究者たちに敬意を表すとともに、より多くの患者さんに元気になってもらうために、私も前に進み続けたいと思います。

第3章

糖尿病を改善できる食事&料理の1分ルール

1 カロリー制限ダイエットの意外な落とし穴

糖尿病と肥満が密接に関係していることは前章でお伝えしましたが、ダイエットというとまず「カロリーを減らそう」と考える方が多いのではないでしょうか。

たしかに、過剰なカロリー摂取は肥満の大きな要因となります。しかし、糖尿病患者さんや糖尿病予備軍の方の場合、残念ながらカロリー制限だけのダイエットはあまり効果がありません。

それはなぜか。

血糖値を下げるためには「糖質の多い食事を抑えること」が必要不可欠だからです。例えば、1日の摂取カロリーを決めて食事を摂ったとしても、その内訳がパンやごはん、麺類などの炭水化物ばかりであれば、血糖値は下がるどころか余計に上がってしまうのです。

よくある話で「糖尿病で入院してやせはしたけれど、血糖値がなかなか下がらない」というのは、まさにカロリー制限だけをしてしまった失敗例なのです。実際、大学病院などの「糖尿病の食事療法」は、いまだにカロリー制限で行われているケースが少なくありません。ＢＭＩ値と身長から目指す体重を定め、1日あたりの摂取カロリーを算出して管理栄養士が献立を作成するのはいいのですが、問題なのは、各栄養素の割合です。

大学病院などでは、栄養素の割合が健康な方のバランスで考えられていることが多く、「摂取カロリーのうち炭水化物は55～60％」なんていうこともあります。この割合だと糖尿病患者さんの糖質量としてはかなり多くなってしまいます。カロリーを抑えて体重が減ったとしても、肝心の血糖値には良い変化が望めないのです。これは、「カロリー制限ダイエットの落とし穴」と言っていいでしょう。

ではどうすればいいのか。

血糖値の改善を目的としたダイエットは、なんといっても糖質制限を行う。これが、とても重要です。そのうえで**肥満傾向にある方は、糖質制限とカロリー制限の両方を行う**といいでしょう。

「1日にどれくらいの糖質なら摂っても平気？」「どんな料理を食べればいい？」といった具体的なことは後述しますので、このまま読み進めていただけたらと思います。

2 糖質カット・糖質オフも安心できない

最近は、「糖質ゼロ」「糖質カット」「糖質オフ」などと表示された食品や飲料をよく見かけるようになりました。「糖質制限していても、これなら大丈夫」と、つい手に取りたくなりますが、実はこうした商品こそ注意が必要です。

その理由は大きく分けて2つあります。

1つは、そのような商品にも意外と多くの糖質が含まれているからです。日本の食品表示法で「糖質ゼロ」と表示できるのは、100g（飲料は100ml）あたり0・5g未満の糖質を含む食品や飲料と定められています。つまり**「糖質ゼロ」といっても、完全に糖質が入っていないという意味ではない**のです。

さらに「糖質カット」「糖質控えめ」といった表示については、なんと糖質量の明確な基準がありません。例えば「自社の他商品に比べ糖質を低減したから糖質カットと表示」のように、販売者の責任に委ねられているのです。キャッチーな言葉に安心してたくさん摂取してしまうと、当然血糖値は上昇します。**食品や飲料の栄養成分表示には糖質量が記載されています**から、購入前に確認する習慣をつけましょう。

もう1つの理由は、糖質が抑えられている商品の多くに**人工甘味料**が使われているからです。代表的なのはアスパルテーム、アセスルファムカリウムといった「非糖質系甘味料」と呼ばれるもので、低カロリーもしくはカロリーがなく、血糖値やインスリンの分泌にも影響を与えないとされています。ここまで聞くと夢のような甘味料に思えますが、**実は非常に強い甘みがあるため、砂糖依存につながってしまう**のです。

人工甘味料の問題点はほかにもあります。

非糖質系甘味料のような強い甘みを摂取しすぎると、脳がその刺激に慣れてしまい、甘さに対して鈍感になります。すると、**さらに甘みの強いものを食べなければ満足できなくなり**、どんどんエスカレートしてしまいます。ちなみに、前述した2つの人工甘味料は、砂糖の200倍もの甘みがあると言われています。「このジュース、糖質ゼロなのにすごく甘いな」と感じるときは、そうした非糖質系甘味料が入っているということです。

糖質が抑えられた商品に意識を向けることは、血糖値をコントロールするうえで必要ですが、くれぐれも摂り過ぎにはご注意を。

3 1日2食と1日5食、体にいいのはどっち？

「飽食の時代」と言われて久しい日本。コンビニやファストフードが充実し、いつでもどこでもお腹を満たすことができます。そんな背景もあってか、近頃は「空腹が大事」「断食ダイエット」など、食事回数を減らすことにスポットを当てた情報が増えてきたように思います。気になっている方もいらっしゃるかもしれませんが、糖尿病や糖尿病予備軍の方には、正直言っておすすめはできません。

なぜなら、**空腹の状態で食事を摂ると、血糖値が急上昇・急降下する「血糖値スパイク」が起こりやすくなる**からです。血糖値の乱高下は、血管内皮細胞にダメージを与えるため動脈硬化の要因となり、心筋梗塞、脳梗塞といった深刻な合併症が起こる可能性を高めます。また急上昇した血糖値を下げようと、すい臓から過剰なインスリンが分泌されることにより、脂肪がたまりやすい状態に陥りやすくなるのです。

血糖値コントロール、合併症予防の観点から言えば、**食事回数は増やして空腹をできる**

だけ避けたほうが、体には断然いいです。例えば**1日2食よりも5食のほうが、血糖値の上昇は圧倒的にゆるやかになります。**細かく分けて食べることで、1食分の食事量を抑えられることもメリットのひとつと言えるでしょう。

そこでおすすめしたいのは、1日に摂取するカロリーを決め、それを「朝昼晩の3食+日中と夕方の間食2食」のトータル5食に分けて摂る方法です。実はこの「間食」が、重要なポイント。

食事と食事の間に間食をしておけば、空腹時間を短くできますし、「お腹が空きすぎて、ついドカ食いをしてしまう」といったことも防げます。間食におすすめの食べ物について詳しくは後述しますが、チーズやナッツなど血糖値を急上昇させないものがいいでしょう。

仕事などで帰宅時間が遅く、夕飯が夜遅くなりがちな方の場合、夕方の間食はサンドイッチやおにぎりなど炭水化物を食べておき、夕飯は野菜やスープなど軽めにとどめるのも一案です。というのも、夜遅い時間に食事をすると、睡眠中から翌朝まで高血糖状態が続いてしまうからです。実際、21時に夕飯を食べた方と、18時と21時に夕飯を分けて食べた方では、後者のほうが血糖値の上昇を抑えられたという研究結果が出ています。**血糖値コントロールは、間食を上手に活用しながら複数回に分けた食事を心がけましょう。**

4 「食べ順」を変えれば「食べる量」は変えなくてもいい

「ベジファースト」という言葉は、すでに説明がいらないほど知られるようになりました。食事の際、最初に食物繊維が多く含まれる野菜を食べることで、血糖値の急上昇が抑えられるというものです。

つまり、「食べる順番」がポイントなのです。ベジファーストの先をお伝えすると、**野菜を食べた後はみそ汁やスープなどの「汁物」、次に肉や魚などの「たんぱく質や脂質」、そしてごはんや麺などの「炭水化物」という順番が理想的**です。

イメージしていただきたいのは、お祝いの席などで食べる会席料理。つき出しの野菜や汁物から始まり、刺身や焼き物のメイン料理を経て、最後はごはんで締めますね。この「最後に炭水化物（カーボ）を食べる」という**「カーボラスト」は、「ベジファースト」と同じくらい血糖値コントロールで重要**なことだと私は思っています。炭水化物を最初に食べた場合（カーボファースト）、最後に食べた場合（カーボラスト）、一緒に食べた場合（サンドイッチ）の血糖値の変化を見れば、その違いは一目瞭然でしょう（図3－1）。

図3－1　食べる順番による血糖値の変化

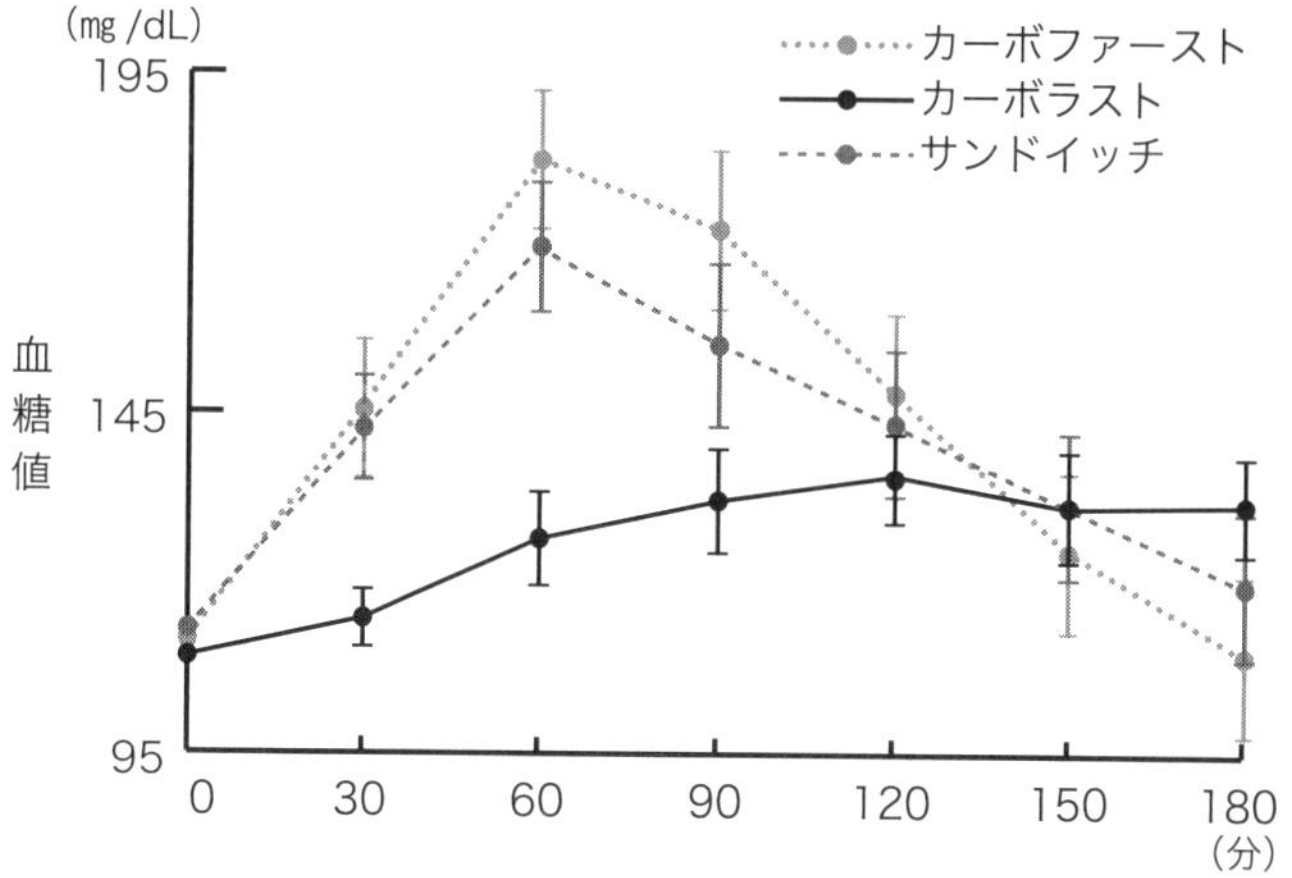

出典：Shukla AP et al. Carbohydrate-last meal pattern lowers postprandial glucose and insulin excursions in type 2 diabetes. BMJ,Open Diab Res Care.2017;5:e000440. doi:10.1136/ bmjdrc-2017-000440

日々の食事はベジタブルファーストだけではなく **カーボ(炭水化物)ラスト**を意識する

カーボラストには、もう1つ良いところがあります。

会席料理やコース料理を食べていて、「メイン料理が運ばれてきたけど、もうお腹がパンパンで入らないわ」という経験はないですか。野菜や肉、魚といったおかずから先に食べていくと、最後の炭水化物にたどり着く前にお腹が満たされやすいのです。うまくいけば、「ごはんや麺は食べなくてもいいや」となることもあるでしょう。そうすれば、1食分の糖質を抑えられます。

会席料理と聞くと、「なかなか

食べる機会はないし、家でいろいろ作るのも大変……」とハードルが高く感じるかもしれませんが、もっと気楽に考えて大丈夫ですよ。

何を食べるときも、とにかく「食べる順番」を意識すればいいのです。

例えば、居酒屋に行ったら、まずはサラダや冷奴から注文する。定食を食べるなら、小皿のおかずから食べる。麺類や丼ものなど糖質と一緒になっている料理であれば、器の中で具材から先に食べ始めればOKです。うどんやラーメンなら野菜や卵から、親子丼なら玉ねぎや鶏肉から食べ、麺やごはんに箸をつけるのは最後の最後といった感じです。

逆に、**避けたいのは「ごはんだけ」「素うどんだけ」「パンだけ」といった炭水化物の単品のみの食事です**。これだとどうしてもカーボファーストになってしまいますからね。少し手間ですが、コンビニでおにぎりを買うときは、**サラダやスティック野菜などをプラス**。朝食にトーストを食べるなら**ソーセージやゆで卵をプラス**。丼や麺類には**たっぷりの具材をプラス**。そんなふうに、カーボラストのための「プラスワン」を毎食考えてみましょう。

「食べる量を増やすとカロリーが心配」という方もいらっしゃると思いますが、食べる順番を守って血糖値をコントロールすることは、結果的に太りにくい体づくりにつながります。ダイエットは食事を減らすことばかり考えがちですが、まず見直すべきことは食べる順番なのです。

「野菜から食べてくださいね。ごはんを食べるのは最後の最後ですよ」

ベジファースト、カーボラストは、私が患者さんに必ずお伝えしていることです。あまりにも言いすぎて、最近では患者さんから「もうなんべんも聞いたからわかってるわ〜」と言われることもしばしば（笑）。でもそれくらい大事で、なおかつ実践しやすいポイントだと思っています。

5 食器を変えれば、簡単に脳をダマせる!?

人間が外部から受ける情報の8〜9割は、視覚から得ているといいます。つまり、目からの情報は、それほど人間にとってインパクトがあるということです。これを血糖値コントロールに活用しない手はありません。

スーパーで買ってきたお惣菜を、家に帰って食器に移し替えてみたら「あら、思ったより量があったのね」という経験はありませんか?

もちろん逆の場合もあるでしょう。

料理の量は変わっていないはずなのに、**食器に移し替えただけで多く見えたり、少なく見えたり**。これはいわゆる目の錯覚で、「デルブー

図3−2　デルブーフ錯視

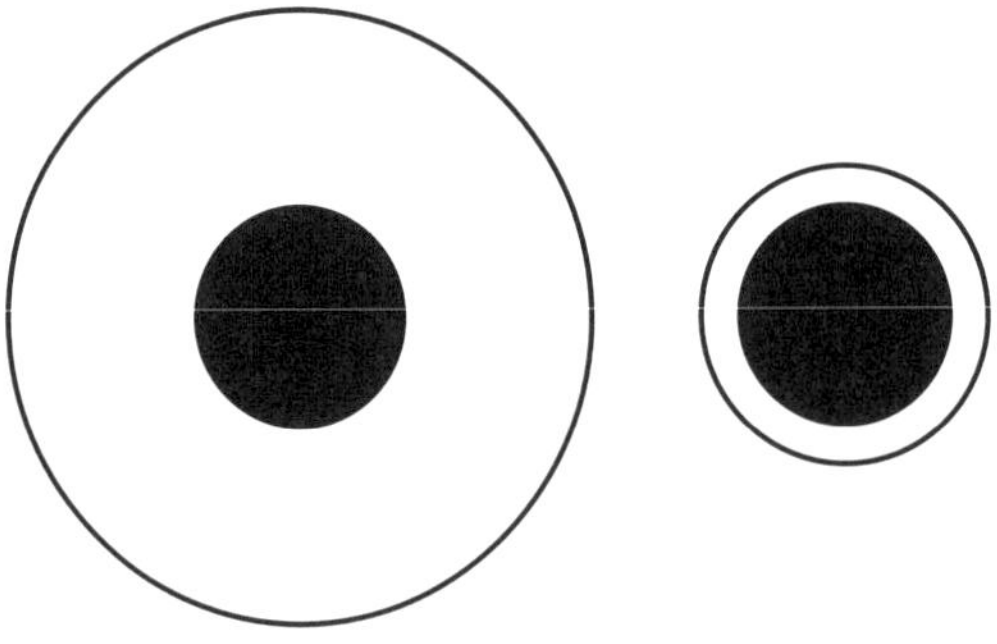

黒い円は同じ大きさでも、周囲を囲む白い円の大きさによって異なる大きさに見える。

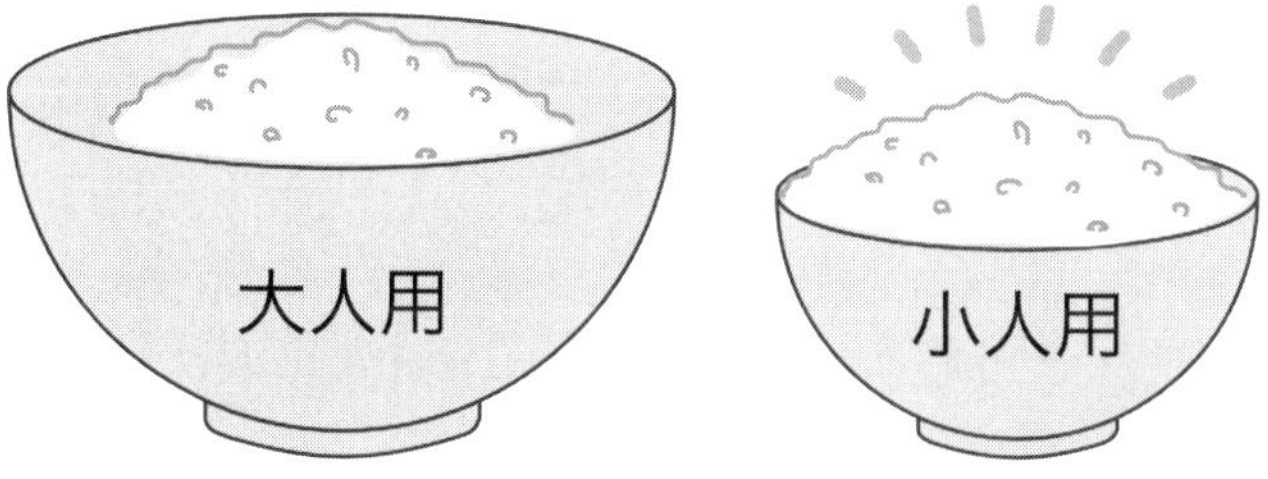

器を小さくするだけで、少ない量でも
満足感が得られる。

フ錯視」と呼ばれている現象です。

図3-2を見ていただくとよくわかると思います。

2つの黒い円は同じ大きさです。一方は大きな円で囲み、もう一方は小さな円で囲んでいますが、右の黒い円のほうが大きく見えますよね。

では、黒い円を料理、外側の円を食器と考えてみてください。

大きな食器に入れた料理は少なく見えて、小さな食器に入れた料理は多く見える。つまり、食器の大きさを小さくすれば、少量でも「たっぷり食べている」ように脳をダマすことができるというわけです。

食事制限をしていて最も辛いのは「大好きなごはんの量を減らさなくちゃ……」「甘いものは控えなくちゃ……」といった、「好きなものを満足できるまで食べられない」ことではないでしょうか？

そんなときは、デルブーフ錯視の出番です。例えば、大人用の茶碗だと物足りない感じがするごはんの量でも、子ども用の小さな茶碗なら山盛りに盛れるでしょう。

「これしか食べられない」とネガティブな気持ちになるのではなく、「こんなに食べられる！」とポジティブな気持ちで食事ができるはずです。

そのように目から、脳から満足感、満腹感を得ることは、食べられないストレスや食べ過ぎを防ぐ効果的な方法のひとつだと思います。

まずはごはんやパスタなど、糖質の多いものからチャレンジしてみてはどうでしょう。量の見え方、感じ方は人それぞれ異なると思いますが、食器を少し変えるだけでできますから、試してみる価値はありますよ！

他にも、視覚から脳をダマす方法を2つご紹介します。

●食器を増やす

複数のおかずがある場合、大皿ではなくおかずごとに小皿に盛り付けましょう。**量ではなく皿の数を増やす**ことで、視覚的にたくさん食べている感覚になり、満足感を得やすくなります。

それぞれの皿に箸を運びながらゆっくり食べると、血糖値の急上昇も防げます。

●食器の色を変える

視覚情報の中でも、食欲に大きな影響を与えるのが色。赤や黄色の暖色は食欲促進の効果があるのに対し、**青や紫色などの寒色は食欲を抑える効果がある**と言われています。食器のほかにランチョンマットなどを、食卓周りに取り入れてみるのもいいでしょう。

脳はちょっとした工夫で、意外と簡単にダマすことができます。とはいえ、食器などをわざわざ新しく買い換える必要はありません。まずは家にあるものを使って気軽にやってみてください。効果があったらラッキー！　無理せず、楽しく取り組みましょう。

6 「腸のホルモン」が血糖値改善のカギ

腸は、「第二の心臓」や「第二の脳」と言われることもあるほど、人間にとって大事な臓器です。その腸が、血糖値とも深い関わりがあることをご存じですか？

食事をすると、口から入った食べ物は食道、胃、十二指腸、小腸を通り、大腸へ向かいます。ここで注目したいのは、小腸で食べ物が消化されるときに分泌される**「インクレチン」**というホルモンです。インクレチンは「ＧＬＰ-1」と「ＧＩＰ」という2種類のホルモンに分けられ、そのどちらにも**インスリンの分泌を促進して、血糖値の上昇を抑える働き**があるのです。

中でも特にＧＬＰ-1には、血糖値を上昇させるグルカゴンというホルモンの分泌を抑制する効果があるほか、食べ物が胃から腸へ移動する速度を遅くして血糖値の上昇そのものをゆるやかにする効果、中枢神経に働きかけて食欲を抑える効果もあり、**別名「やせホルモン」**とも呼ばれます。最近はＧＬＰ-1の薬や注射を使ったダイエット法などが話題になっているので、名前を聞いたという方もいらっしゃることでしょう。

少し話がそれましたが、つまり、インクレチン、特にGLP-1は血糖値コントロールに欠かせない重要なホルモンなのです。インスリン分泌の少ない2型糖尿病は、GLP-1の働きが低下していることも要因のひとつとして考えられています。

では、どうしたらGLP-1の働きをよくすることができるのでしょうか。

実は、薬を使わなくても、食事の仕方に気をつけるだけでGLP-1は活発化できるのです。

1つは、前述した**ベジファースト、カーボラスト**です。はじめに腸での消化・吸収に時間のかかる野菜を食べ、その次に、魚や肉料理といったたんぱく質の料理をごはんなどの前に食べることで、GLP-1の分泌はさらに促されることがわかっています。

もう1つは、**朝食を必ず摂る**ことです。朝食は、頭や体とともに腸も目覚めさせる「腸のスイッチ」と言われ、その日のGLP-1の分泌をスタートさせます。朝食を抜いた場合と、朝食を摂った場合とでは、朝食を摂った場合のほうが、次に食べる昼食前、夕食前のGLP-1濃度は高くなり、食後の血糖値改善に効果的であることが、研究で明らかになっています。

この2つは手軽にできることも大きなメリットです。ぜひ意識してみてください。

7 適切な糖質の摂取量ってどのくらい？

食事にまつわる血糖値コントロールについて、いろいろご紹介してきましたが、やはり何はともあれ一番大切なのは「糖質量を抑える」こと。これに尽きます。

「じゃあ先生、どれくらいなら食べてもいいの？」と思いますよね。

適切な糖質の摂取量は、症状の進行具合、血糖値などによって異なります。ひとつの目安としてお伝えしているのは、次の2つです。

● **スーパー糖質制限**

1食の糖質量を20g以下、1日の糖質量を60g以下に抑える。

● **ゆるやかな糖質制限**

1食の糖質量を20〜40g、1日の糖質量を70〜130g以下に抑える。

スーパー糖質制限は、主に糖尿病にかかっている方向けの方法です。「糖質20g」というと、ご飯ならお茶碗3分の1、食パンなら2分の1枚弱。

「それはキツすぎ〜」という声が聞こえてきそうですが、本当に大変だと思います。

血糖値が気になる糖尿病予備軍の方や、初めて糖質制限にチャレンジする方は、ゆるやかな糖質制限でも十分に効果がありますよ。次節で紹介する「電子レンジで1分おかずレシピ」には、糖質量を明記していますので、ぜひ参考にして作ってみてください。

また、**「GI値（グリセミック・インデックス：食後血糖値の上昇度を示す指標）」**も参考にするといいでしょう。同じ糖質量でも、GI値が低い食べ物ほど、糖質がゆっくり消化、吸収されるため、血糖値が上昇しにくいのです。例えば、白米や白っぽい食パンよりも玄米や茶色っぽい全粒粉パン、甘みのあるにんじんよりもごぼうのほうが、GI値は低いです。

「ゆっくり消化、吸収される」ということは、「腹持ちもよい」ということ。血糖値コントロールをしている方ほど、低GI値の食べ物を積極的に選んでほしいものです。

「糖質量」ではなく、**「糖質を摂る回数」を減らす**のも一案です。「夜は主食を抜き、朝と昼は主食を食べる」というプチ糖質制限はどうでしょう。ちょっとできそうじゃないですか？　これだけでも、1日で3分の1の糖質を減らせますから、試してみてくださいね。

8 腸からやせ体質になる！電子レンジで1分おかずレシピ

インクレチンの分泌を促すには、食物繊維の多い食品が有効です。特に効果的なのは、ごぼうなどに含まれるイヌリン、海藻類などに含まれるフコイダンといった水溶性食物繊維。不溶性食物繊維もバランスよく摂って腸内環境を整えると、血糖値の安定や「やせ体質」を目指せます。

電子レンジで約1分、ちょっとひと手間をかけるだけで完成するレシピをまとめたので、ぜひ作ってみてくださいね。

＊なお、レシピの材料の小さじ1は5cc、大さじ1は15ccとしています。

モチモチ食感が美味の米化レシピ！
ごはん替わりにすれば糖質を大幅カット

ごはん風オートミール

カロリー	糖質	食物繊維
114 kcal	17.9 g	2.8 g

【材料】1人分
オートミール…30g
水…50cc

【作り方】
1 耐熱容器にオートミールと水を入れて5分置き、ラップをかぶせ電子レンジ（600w）で1分加熱したら完成！

どうしてもごはんが好きで……という方は、ごはんと半々にしてもOK。その場合は、炊いたお米に、米化したオートミールを混ぜましょう。

オートミールは食物繊維が非常に多く含まれているため、血糖値の上昇を抑える効果があります。

マグカップで簡単！
混ぜてチンするだけの栄養満点レシピ

オートミールの鮭チーズリゾット

カロリー	糖質	食物繊維
197 kcal	24.6 g	3.1 g

【材料】1人分
オートミール…30g、お湯…100cc、牛乳…50cc、
鮭フレーク…小さじ1、
冷凍ほうれん草（カット済みのもの）…ひとつかみ（20g）、
とろけるチーズ…1枚、めんつゆ（3倍濃縮）…小さじ1

【作り方】

1 マグカップにオートミールを入れ、お湯を注ぎ1分置く。

2 1にすべての材料を入れて、ラップをかぶせて電子レンジ（600w）で1分半加熱する。

3 混ぜ合わせたらできあがり。

牛乳ととろけるチーズのクリーミーな味わいで、満足感が得られます。冷凍野菜はさまざまな料理に活用できるので、常備しておくと便利です。楽できるところはどんどん楽をしましょう！

ふんわり卵のやさしいおいしさ
手軽に本格中華風♪

オートミールの中華風卵ぞうすい

カロリー	糖質	食物繊維
212 kcal	23.9 g	2.9 g

【材料】1人分
オートミール…30g、卵…1個、
かにかま（裂いておく）…1本（10g）、きざみねぎ…少々、
鶏ガラスープの素…小さじ2分の1、
めんつゆ（3倍濃縮）…小さじ1、お湯…150cc

【作り方】
1 耐熱容器に卵以外の材料をすべて入れる。
2 別容器でときほぐした卵を1に回しかける。
3 ラップをかぶせて電子レンジ(600w)で1分加熱する。
4 かき混ぜたらできあがり。

オートミールは気分に合わせてさまざまなアレンジが可能。コンソメなど他の味でも試してみたり、飽きない工夫をしたりしながら毎日のレシピに取り入れましょう。

プラス１品の副菜で、
ベジファーストを実践しよう

えのきと豆苗のツナポン酢和え

カロリー	糖質	食物繊維
20 kcal	8.3 g	2.8 g

【材料】１人分
えのき…４分の１束、豆苗…４分の１袋、
ツナフレーク（水煮）…２分の１缶、ポン酢…大さじ１

【作り方】

1 えのきは石づきをカットして、半分に切り、ほぐす。

2 豆苗は豆と根の部分をカットして半分に切ったら、洗って水気を切る。

3 耐熱容器に１と２を入れて、ラップをかぶせ、電子レンジ（600w）で１分加熱する。

4 ３にツナとポン酢を加えて混ぜたらできあがり。

豆苗は食物繊維をはじめ、ビタミンA、ビタミンC、葉酸などの栄養素が豊富な緑黄色野菜。クセがないので、いろいろな料理に使えます。ツナのたんぱく質と一緒に最初に食べて、「やせホルモン」インクレチンをどんどん出しましょう！

ごぼうのイヌリンで
血糖値上昇を抑制！

きんぴらごぼうと卵のどんぶり

カロリー	糖質	食物繊維
362 kcal	55.7 g	6.1 g

【材料】1人分
きんぴらごぼう（コンビニなどにあるチルド惣菜）…1袋、麦ごはん（パック、なければ白米でも可）…150g、卵黄（または温泉卵）…1個、きざみねぎ…少々

【作り方】

1 麦ごはんを商品に表示されている通りに電子レンジで加熱して、器に盛り付ける。

2 きんぴらごぼうを1の上にのせる。

3 2の真ん中にくぼみをつくり、そこへ卵黄もしくは温泉卵を入れる。

4 きざみねぎをトッピングしたらできあがり。

コンビニ食材だけで作れる簡単どんぶり。麦ごはんの代わりに米化したオートミールを使ってもいいですね。お好みでゴマをふりかけてもおいしいですよ！

コンビニ食材だけでできる！
お皿にのせたらレンジにおまかせ！

鮭と野菜のレンチン蒸し

カロリー	糖質	食物繊維
182 kcal	2.5 g	1.4 g

【材料】1人分
鮭の塩焼き（コンビニなどにあるチルド惣菜）…1パック
カット野菜（炒め物用）…2分の1袋
塩こしょう…少々、ポン酢…適量

【作り方】

1 耐熱容器にカット野菜を盛り付け、塩こしょうをふる。

2 1の上に鮭をのせて、ラップをかぶせ、電子レンジ（600w）で2分半加熱する。

3 ポン酢をかけたらできあがり。

　コンビニ食材だけで手軽に作れて簡単なのに、食べ応えはバッチリ。野菜はお好みでいくらでも増量OKです。かけ過ぎは要注意ですが、しょうゆやソース、マヨネーズなどで味変してもおいしいです！

ネバネバ食材のかけ合わせで
腸活にもピッタリ！

ネバネバ納豆オクラどんぶり

カロリー	糖質	食物繊維
376 kcal	48.9 g	7.8 g

【材料】１人分
麦ごはん（パック、なければ白米でも可）…150g、納豆…１パック、
めかぶ（味付き）…１パック、
冷凍オクラ（カット済みのもの）…ひとつかみ（約20g）、
めんつゆ（３倍濃縮）…小さじ1、卵黄…１個

【作り方】

1 納豆に付属のたれをかけて混ぜ合わせる。

2 耐熱容器にオクラとめんつゆを入れてラップをかぶせ、電子レンジ（600w）で１分加熱する。

3 麦ごはんを商品に表示されている通りに電子レンジで加熱して、器に盛り付ける。

4 3の上に、1・めかぶ・2を盛り付ける。

5 真ん中に卵黄をのせたらできあがり。

オクラのネバネバ成分のムチン、めかぶのネバネバ成分のフコイダンは、それぞれインクレチンの分泌を促進する水溶性食物繊維で、便秘解消にも効果が期待できます！

発酵食品（酒かす×みそ）で腸内環境を整え、
やせ体質に変わる！

酒かす風味のおみそ汁

カロリー	糖質	食物繊維
74 kcal	5.1 g	2.6 g

【材料】１人分
大根…20g、しめじ…10g、にんじん…10g、
豆腐…４分の１パック（１パック 150g）、小ねぎ…少々、
だしの素…1g、酒かす…小さじ１、みそ…大さじ２分の１、
お湯…300cc

【作り方】

1 大根、にんじんは皮をむき、いちょう切りにする。
2 しめじは小房に分けて石づきをカットし、小ねぎは小口切り、豆腐はサイコロ切りにしておく。
3 耐熱容器に１と２を入れてラップをかぶせ、電子レンジ（600w）で２分加熱する。
4 汁椀にだしの素・酒かす・みそを入れ、お湯で溶く。
5 ４に３を加えて混ぜ合わせたら完成！

きのこの他にも、即席みそ汁に入れるだけで血糖値上昇を防ぐ食物繊維たっぷりの食材があります。もずく（味付けなし）、カットわかめ、めかぶ、とろろ昆布はそのまま入れるだけでＯＫ。冷凍オクラは耐熱容器に入れ、電子レンジで１分加熱してから入れるだけです。

発酵食品のキムチで腸活＆脂肪燃焼を促進！
トマトのリコピンが血糖値上昇と動脈硬化を防止！

キムチトマト de 燃焼スープ

カロリー	糖質	食物繊維
75 kcal	8.7 g	1.3 g

【材料】１人分
キャベツ…20g、しめじ…10g、ミニトマト…２個、にら…１本、溶き卵…２分の１個分、キムチ…15g、中華だしの素…１g、めんつゆ（３倍濃縮）…小さじ１、お湯…200cc

【作り方】
1 キャベツは一口大に、しめじは小房に分けて石づきをカットし、ミニトマトは半分に、にらは１㎝幅に切っておく。
2 耐熱容器に１を入れてラップをかぶせ、電子レンジ（600w）で１分半加熱する。
3 一度２を取り出し、溶き卵を回しかけてさらに30秒加熱する。
4 汁椀に中華だしの素・めんつゆを入れてお湯で溶き、キムチと３を加えて混ぜ合わせたらできあがり。

トマトに含まれる「グルタミン酸」「アスパラギン酸」というアミノ酸には、血糖値上昇を抑える働きがあります。食物繊維の多いきのこと発酵食品のキムチに含まれる乳酸菌で、腸内環境を整えましょう。キムチの辛味成分「カプサイシン」で脂肪燃焼効果もアップ。

9 間食するときにも覚えておきたい1分ルール

血糖値コントロールには、1日の食事を複数回に分けて食べることが効果的であり、3食の間に摂る「間食」が大切だとお伝えしました。

ただし、いくら間食がいいといっても、ケーキやおまんじゅうばかり食べていては、血糖値の状態はますます悪くなってしまうでしょう。

では、何を食べたらいいのでしょうか。

クルミやアーモンドなどのナッツ類、大豆などの豆類、小魚、チーズなどは、糖質が少ないうえに、たんぱく質が摂れるのでおすすめの食材です。

ほかにゆで卵はお腹が膨れていいですね。お酒のおつまみの定番「あたりめ」も、長く楽しめていいですよ。

どうしても甘いものが食べたくなったら、たまには糖質オフのお菓子やフルーツなどを食べてもいいでしょう。ただし、お伝えしたように糖質オフの食品は甘みの感覚をまひさせてしまう恐れがあるので、食べ過ぎには注意してください。

間食の上手な摂り方は、とにかくゆっくり食べて血糖値を急上昇させないことです。**ポイントは「1分」。1つのおやつを口に入れたら、1分間じっくり噛んで味わう。**それを繰り返すことで、血糖値をコントロールできるとともに、少しの量でも満腹感を得られるようになります。そこまで厳密に計らなくてもよいですが、時計を見ながら何となく1分を意識してみてください。

「間食は絶対ダメ！」とすると、ストレスがたまり、かえって血糖値を上げてしまうことにもなりかねません。食べるもの、食べ方に気をつけながら、間食も楽しみましょう。

10 インスタント食品がヘルシーな1皿になる1分アレンジ

忙しいとき、サッと食べられて便利なインスタント食品。カップ麺、レトルトカレー、冷凍パスタなど、昔に比べると種類も豊富になりました。血糖値のことを考えるのであれば食べないに越したことはありませんが、なかなかそうもいきませんよね。

そこで、ここまでお伝えしてきた食事のポイントを活かして、インスタント食品を1分でヘルシーな1皿に変える、とっておきのアレンジ方法をご紹介します。

●野菜をプラス

ベジファースト、カーボラストを実行するために、**サラダなど野菜を必ず添えましょう**。カット野菜やスティック野菜も手軽に食べられていいですよ。特におすすめの野菜は、ブロッコリーの新芽**「ブロッコリースプラウト」**。多く含まれるスルフォラファンという成分には、上昇した血糖値を下げる働きがあります。スルフォラファンは熱にも強いので、カップ麺のスープに入れて食べてもいいでしょう。

●ツナやゆで卵をプラス

腸のやせホルモン「GLP-1」の分泌を活発にするために、**たんぱく質を加えましょう。特に魚は、分泌促進効果が高い**ことがわかっています。缶詰を開けたり、ゆでたりして、レトルトカレーや冷凍パスタにのせるだけ。1分で、インスタント食品をダイエットメニューに変えられます。満腹感を出すなら、ゆで卵は固ゆでがおすすめですよ。

●お酢をプラス

食事の際に大さじ1杯（約15cc）の**お酢を摂ると、食後の血糖値上昇がゆるやかになる**ことが科学的に証明されています。カップ麺ならどんな味にも比較的合いますし、揚げ物などを食べるときにもさっとかけるといいですよ。食前のサラダに、塩と合わせてドレッシング代わりにかけてもおいしく食べられます。

「また食べちゃったな……」と罪悪感を持ってしまいがちなインスタント食品ですが、ちょっとしたひと手間で血糖値コントロールはできます。糖質制限をしていても、食事は楽しくおいしい時間にしたいものですよね。食べ過ぎは禁物ですが、インスタント食品を食べるときも罪悪感をフリーにする1分アレンジで食事を楽しみましょう。

Column

糖尿病になった著名人
～光源氏も漱石も糖尿病だった!?

日本で最初に糖尿病になったという記録があるのは、平安時代の貴族で公卿《くぎょう》だった藤原道長（966～1028）です。かの有名な紫式部の『源氏物語』の主人公・光源氏のモデルとなった人物としても知られています。

摂政、太政大臣として、当時の政治の中心的人物を担った道長ですが、30代から晩年にかけては病気がちだったといいます。なかでも自身の日記『御《み》堂関白記《どうかんぱくき》』や当時の書物には、道長に「昼夜関係なくのどが渇いて水が欲しくなる」「だんだん目が見えにくくなっている」といった糖尿病（当時は「飲水病」と呼ばれていました）の症状に悩んでいたことが記されています。62歳で亡くなったときの死因は感染症（諸説あり）とのことでしたが、これも糖尿病による免疫力の低下が影響を及ぼしている可能性が高いでしょう。

平安時代の貴族の食事は、贅沢を極めていたといいます。また道長は、父が摂政・関白である家に生まれましたが、五男だったのです。そのため、自身が権力を持つまでには長らく勢力争いの渦中にいました。その心労は、相当なものだったのではないかと想像します。食事内容に加えて、そうしたストレスも糖尿病を助長したのかもしれませんね。

日本の糖尿病の歴史では、必ずといっていいほど名前が登場する藤原道長。1994年に発行された「第15回国際糖尿病会議」の記念切手には、藤原道長とインスリン結晶のイラストが描かれています。

そのほか歴史上の人物では、大河ドラマで話題になった源頼朝も糖尿病を患っていたといわれています。源頼朝の死因は、はっきりとした記録が残されておらず諸説あります。落馬からほどなくして命を落としたという説が有力のようですが、『猪隈関白記《いのくまかんぱくき》』という鎌倉の噂話をまとめた書物には、「頼朝が重度の飲水病（糖尿病）を患っていた」という記述があるとか。一説には、「歯周病があった」「塩辛いものが好きだった」なんてこともいわれているので、糖尿病だった可能性はあるかもしれないですね。

少し時代を進めて明治の文豪、夏目漱石（1867～1916）も糖尿病に苦しんだひとりです。漱石は、大の甘党だったといいます。代表作『吾輩は猫である』には、食パンに砂糖をかけるいわゆる「シュガートースト」を食べるシーンが出てきますが、本人も大のパン好きだったようですね。

漱石は糖尿病による神経症状に悩まされ、当時としては最新治療であった「厳重食」という治療を行います。今で言うところの「スーパー糖質制限」で血糖値コントロールを行ったわけです。その様子は、最後の作品となった『明暗』にも描かれています。

その結果、尿糖や神経症状に改善が見られましたが、もともと患っていた胃潰瘍が悪化して残念ながら49歳の若さで亡くなってしまいました。遺体の解剖では、糖尿病性腎症が確認されています。インスリンが発見されるまであと少しという時代でした。もう少し長生きできたら、もっともっと素晴らしい作品が生まれたのではないかと思わずにはいられません。

第4章

血糖値がみるみる下がる らくらく1分エクササイズ

1 筋肉を使って「GLUT4《グルットフォー》」を活性化させよう

これまでのおさらいになりますが、血糖値とは血液の中を流れている糖（グルコース）の濃度です。食事をして血糖値が上がると、すい臓からインスリンが分泌されて血糖値は下がります。ただし、この「血糖値が下がる」という現象は、糖が消えてなくなるわけではありません。

では、私たちが摂取した**糖はどこにいくのでしょうか**。

正解は、**脳や肝臓、筋肉、脂肪などさまざまな器官の細胞の中**です。細胞の中に入り込むことにより、血液中の糖の濃度が薄くなっていきます。薄くなることで、血糖値が下がっていくのです。ただし、そのためには分泌されたインスリンに反応し、糖を細胞に取り込む機能を持つ「GLUT《グルット》（グルコーストランスポーター）」というたんぱく質の働きが欠かせません。これは各細胞の「入口」とイメージしてください。インスリンが正常に分泌されていても、細胞に入口がついていなければ糖は行き場を失ってしまい、血糖値は上がったままになってしまうのです。

ＧＬＵＴは、存在している器官などによってＧＬＵＴ１～７まで分類されますが、血糖値を考えるうえで注目したいのは、筋肉の細胞にある「ＧＬＵＴ４《グルットフォー》」です。筋肉は、体重の約４～５割を占めるほど大きな組織のため、糖を取り込む量が非常に多く、**血糖の約８割は筋肉に取り込まれています**。つまり、血糖値コントロールにはＧＬＵＴ４の働きが重要な鍵となるのです。ただし、何もしなければＧＬＵＴ４は休眠状態で力を発揮できません。

では、どうすれば、ＧＬＵＴ４を活性化できるのでしょうか。

それこそが**「筋トレ」**です。

筋肉を収縮させるトレーニングで筋肉量を増やすことによって、ＧＬＵＴ４は活性化して糖を細胞に取り込む機能が高まります。それだけでなく、筋肉が増えるとＧＬＵＴ４そのものの数も増えます。すると、たくさんの細胞に入口ができて、より多くの糖が細胞へ入り込めるようになります。その分、血糖値が下がりやすくなるというわけなのです。

２型糖尿病の患者さんには、食べ過ぎや肥満に加えて運動不足の傾向も顕著に見られるため、ＧＬＵＴ４がうまく働かないことが発症要因のひとつと考えられています。

筋肉は何歳からでも鍛えられます。高齢の方でも簡単にできて、ＧＬＵＴ４を活性化できる筋トレ方法を後述していますので、ぜひトライしてみてください。

2 活性化したGLUT4の効果は2～3日続く

GLUT4を活性化する方法は「筋トレ」だとお伝えしました。

そう言われても、普段からあまり運動をしていない方、お忙しい方などは、「ただでさえ運動不足なのに毎日は大変……」「そんなに時間が取れないかも……」と不安に思うかもしれませんね。

でも、安心してください。毎日欠かさず筋トレをする必要はありません。

なぜなら、筋トレで一度活性化したGLUT4の効果は、2日ほど継続することがわかっているからです。つまり、**週に2～3回程度、筋肉を刺激するトレーニングをしていれば、血糖値が下がりやすい状態をキープできるのです。**

例えば、月曜日、水曜日、金曜日にトレーニングをしたら、土曜日、日曜日はお休みにしてもOK。ただしお休みの期間を長くしすぎると、せっかく活発になったGLUT4の働きが悪くなり、糖を細胞へ取り込む力が弱まってしまいます。コンスタントにトレーニングを続けていくことが大切です。

またＧＬＵＴ４を活性化するには、筋トレの中でも特に「レジスタンス運動」が有効です。狙った筋肉に対して、短時間で集中的に抵抗（レジスタンス）をかける動作を繰り返し行うことが特徴で、例えばスクワット、かかとの上げ下げなどがあります。

１回あたりの回数や時間は、多く、かつ長く行う必要はありません。トレーニングの種類によりますが、**目安としては1つの動作で10〜20回程度を1セットとし、2〜3セットできれば十分です**。体調や足腰の状態に合わせて、無理なくできる範囲で行いましょう。

ＧＬＵＴ４が活性化したり、増えたりするのは、トレーニングで刺激を受けた筋肉だけです。そのため、「下半身などのなるべく大きな筋肉を鍛える」「１カ所だけでなくいろいろな場所の筋肉を鍛える」といったことも効果的です。

毎日やらなくてもいいし、たくさんやらなくてもいいのです。大切なのは、週に２〜３回ほどの運動を継続的に行うこと。そのためには、通勤や家事の合間といったすきま時間に運動してしまいましょう！

「こまめに長く続けていくこと」を心がけて、ＧＬＵＴ４にいつも元気いっぱい働いてもらうようにしたいものです。

3 有酸素運動＋レジスタンス運動で効果倍増

糖尿病の運動療法には、レジスタンス運動のほかに、もう1つ有酸素運動があります。

レジスタンス運動は、前述の通り短時間で集中的に筋肉へ負荷を与える運動のこと。

それに対して、**有酸素運動はウォーキングやジョギング、サイクリングなど、酸素を取り込みながら全身の筋肉を使って行う運動**です。レジスタンス運動に比べると筋肉への負荷は軽度～中程度で、長時間続けることができます。

「それなら、どちらかをやればいいでしょう？」と思うかもしれませんが、それは少し、いや、かなりもったいないです。

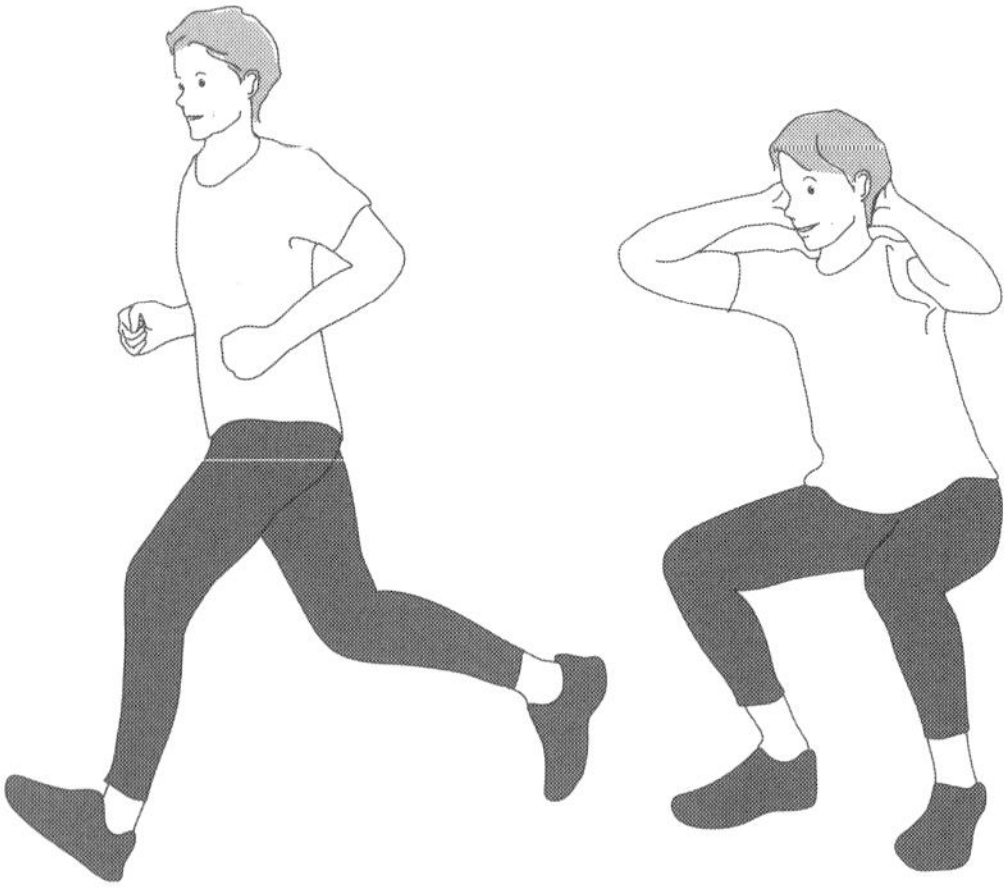

有酸素運動　　レジスタンス運動

図4−1　運動の種類とHbA1cの変化

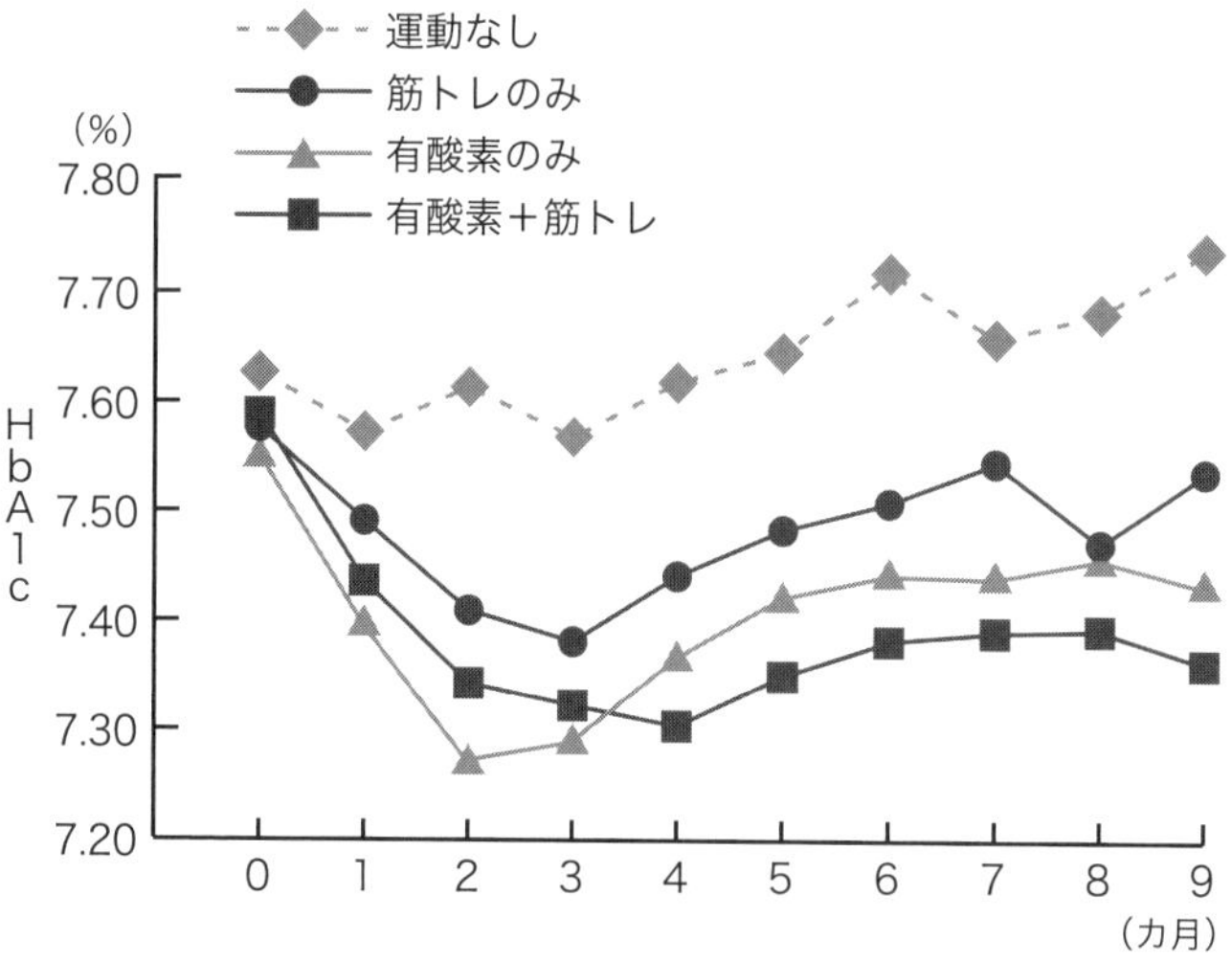

というのも実は、**「レジスタンス運動と有酸素運動の両方を行うほうが、血糖値コントロール効果がより高まる」**ことが、さまざまな研究においてわかっているからです。

例えば、アメリカで行われた研究では、運動の種類とHbA1cの変化を調べています。

糖尿病患者を「有酸素運動だけを行う」「筋トレだけを行う」「有酸素運動と筋トレを併用する」「運動をしない」という4つのグループに分けたところ、最も数値が下がったのは、有酸素運動と筋トレを併用したグループでした（図4−1）。

では、なぜ両方を一緒に行うと血糖値が下がるのでしょうか。

レジスタンス運動で筋肉を鍛えると、ＧＬＵＴ４が増えて血液中の糖が細胞に取り込まれやすくなり、血糖値が下がることはお伝えしました。しかし、いくら糖が入れる場所がたくさん増えても、そもそも糖がＧＬＵＴ４の存在する筋肉まで運ばれてこなければ、意味がありません。

そこで、有酸素運動が力を発揮します。

全身の筋肉を動かす有酸素運動は、体内をめぐる血流を活発にします。すると糖は、流れが良くなった血液にのってスイスイと筋肉まで運ばれていきます。有酸素運動だけで筋肉量を増やすことは難しいのですが、レジスタンス運動と組み合わせることで、効率的に血糖値を下げることができるのです。

さらに有酸素運動においては、脂肪や糖質が主なエネルギー源として使われます。そのため、内臓脂肪を減らす効果も期待できて、**肥満が気になる糖尿病、糖尿病予備軍の方には良いことずくめ**です。

「筋トレはしているのに、血糖値が良くならないんです」

「毎朝ウォーキングを欠かさないのに、どうして効果が出ないんだろう」

このような方は、有酸素運動、もしくは、レジスタンス運動のどちらかが足りていないことが、原因かもしれません。

すぐできる解決方法は、今行っている運動に、足りない運動をくっつけることです。例えば、最初から最後までゆっくりウォーキングをするなら、有酸素運動にしかなりません。そこで、ウォーキングの途中に少し早歩きの時間を入れてみましょう。これだけで足の筋肉に刺激を与えられるため、「有酸素運動＋レジスタンス運動」に早変わりです。

どんな運動をするときも、**「有酸素運動とレジスタンス運動は必ずセットで行う」**を意識して、血糖値コントロールの効果を倍増させましょう。

4 「わざわざ」ではなく「ながら」が運動継続のコツ

2019（令和元）年に行われた厚生労働省の調査によると、運動習慣がある方の割合は、男性が33・4％、女性が25・1％でした。**多くの方に「運動の習慣がない」**ことがわかったのです。コロナ禍の影響により、そういった方はますます増えているのではないかと想像します。

同調査では、運動習慣が定着しない要因も調べています。上位の回答には「仕事、家事、育児などが忙しくて時間がない」「面倒くさい」といったことが挙げられました。

確かに、いくら体によい、血糖値コントロールに効果があるとわかっていても、忙しい日々の中で運動を継続するのは大変ですし、面倒なものです。仕事で疲れていたりすると、体を動かしてもいないのに「運動した気分になってしまう」ことから、運動から遠ざかってしまうのも無理はありません。私もダイエットをしていたとき、同じように感じていたのでよくわかります。

そう思ってしまうのは仕方がないことなので、考え方を変えましょう。

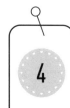

調査結果を逆手に取れば、「時間が取られる」「面倒くさい」をクリアできれば、ほとんどの方は運動が習慣化できるということになります。

ポイントは、「わざわざ」運動するのをやめることです。

運動するために「わざわざ」時間を取るのはやめましょう。面倒なことを「わざわざ」するのもやめましょう。

では、どうやって運動するかというと、**何かをし「ながら」運動するのです。**

例えば、こんな方法があります。

- **デスクワークをしながら、ストレッチ（↓122ページ）**
- **料理を作りながら、ゆるスクワット（↓124ページ）**
- **飼い犬の散歩をしながら、ウォーキング＋早歩き（↓128ページ）**
- **お風呂に入りながら、バタ足（↓132ページ）**
- **歯磨きしながら、かかとの上げ下げ（↓136ページ）**
- **テレビを見ながら、上体ひねり（↓140ページ）**
- **布団の上に寝ながらスローバタ足（↓144ページ）**

図4－2　「ながら」運動の一例

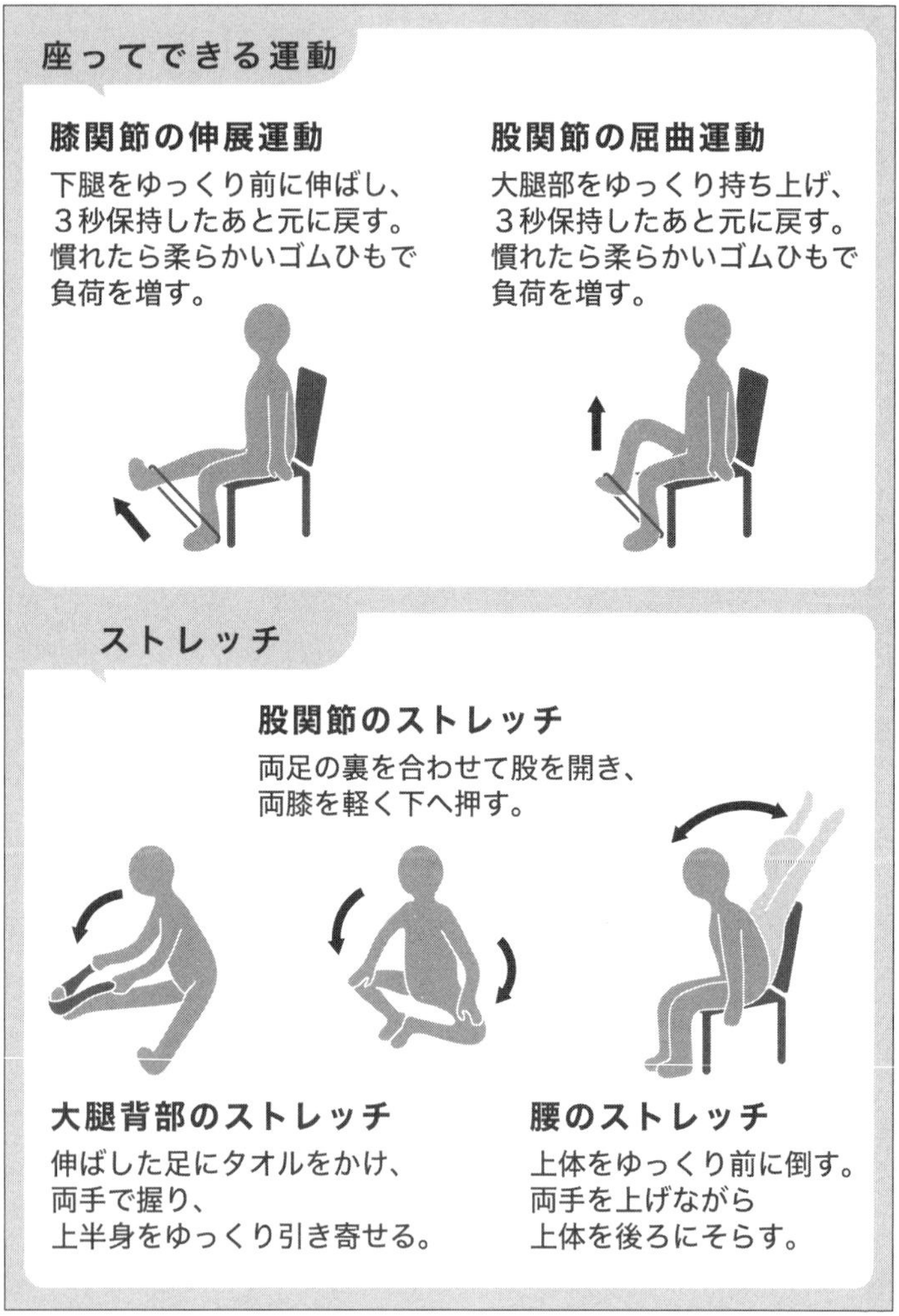
座ってできる運動
膝関節の伸展運動
下腿をゆっくり前に伸ばし、
３秒保持したあと元に戻す。
慣れたら柔らかいゴムひもで
負荷を増す。
股関節の屈曲運動
大腿部をゆっくり持ち上げ、
３秒保持したあと元に戻す。
慣れたら柔らかいゴムひもで
負荷を増す。
ストレッチ
股関節のストレッチ
両足の裏を合わせて股を開き、
両膝を軽く下へ押す。
大腿背部のストレッチ
伸ばした足にタオルをかけ、
両手で握り、
上半身をゆっくり引き寄せる。
腰のストレッチ
上体をゆっくり前に倒す。
両手を上げながら
上体を後ろにそらす。

ほかにもいろいろありますが、「わざわざ」を「ながら」に変えるだけで、運動を続けるという壁はグーンと低くなります。

コツは「日常的に行っていること」のついでに、「ながら」運動をすることです（図4−2）。

会社に行くなら通勤電車に乗る方が多いでしょう。デスクワークをするときは、ほとんどの方が椅子に座りますね。もともと習慣的に行っているそうした動作のついでに、ちょっとした「ながら」運動をドッキングするのです。

ちょっと極端な例ですが、トイレに入ったら1回スクワット。出るときに1回スクワット。そんな程度であれば、負担も少なく、また無理なく継続できます。

ちなみに、私が8kgの減量に成功したときは、**通勤ついでに1駅分をウォーキング**したり、**テレビを見ながら膝やかかとの上下運動**をしたりしていました。

「座ったら座りっぱなし」「立ったら立ちっぱなし」のように、1つの姿勢をし続けない意識も大切です。何かの動作をしたときは、「ついでにできる運動はないかな？」と考えるようにすると、意外とできることが見つかりますよ。

次節からは、日常動作のついでにできる「ながら」運動をまとめました。しかも、たった「1分」ですぐできるものです。ぜひ、毎日の生活に取り入れてみてください。

5 下半身の大きな筋肉を鍛える1分「ゆるスクワット」

まずご紹介するのは「ゆるスクワット」です。スクワットというといかにも辛そうですが、名前の通り「ゆる〜く」できるスクワットなので安心してくださいね。

全身の筋肉の6〜7割は、下半身の筋肉が占めるといわれています。特に、太もも前側にある大腿四頭筋《だいたいしとうきん》は、体の中で最も大きい筋肉で、太もも裏側にあるハムストリングス、お尻にある大臀筋《だいでんきん》も、かなりの大きさがあります。**「ゆるスクワット」は、そうした大きな筋肉を同時に刺激して、効率よくＧＬＵＴ４の活性化、増加、そして脂肪燃焼までできるレジスタンス運動なのです。**

では、さっそく一緒にやってみましょう。

① 両足を肩幅か少し広めに開いて立ち、つま先を膝と同じ方向に向けて、背筋を自然に伸ばしたら、「前にならえ」のように、両手を前に出します。

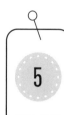

ゆるスクワット

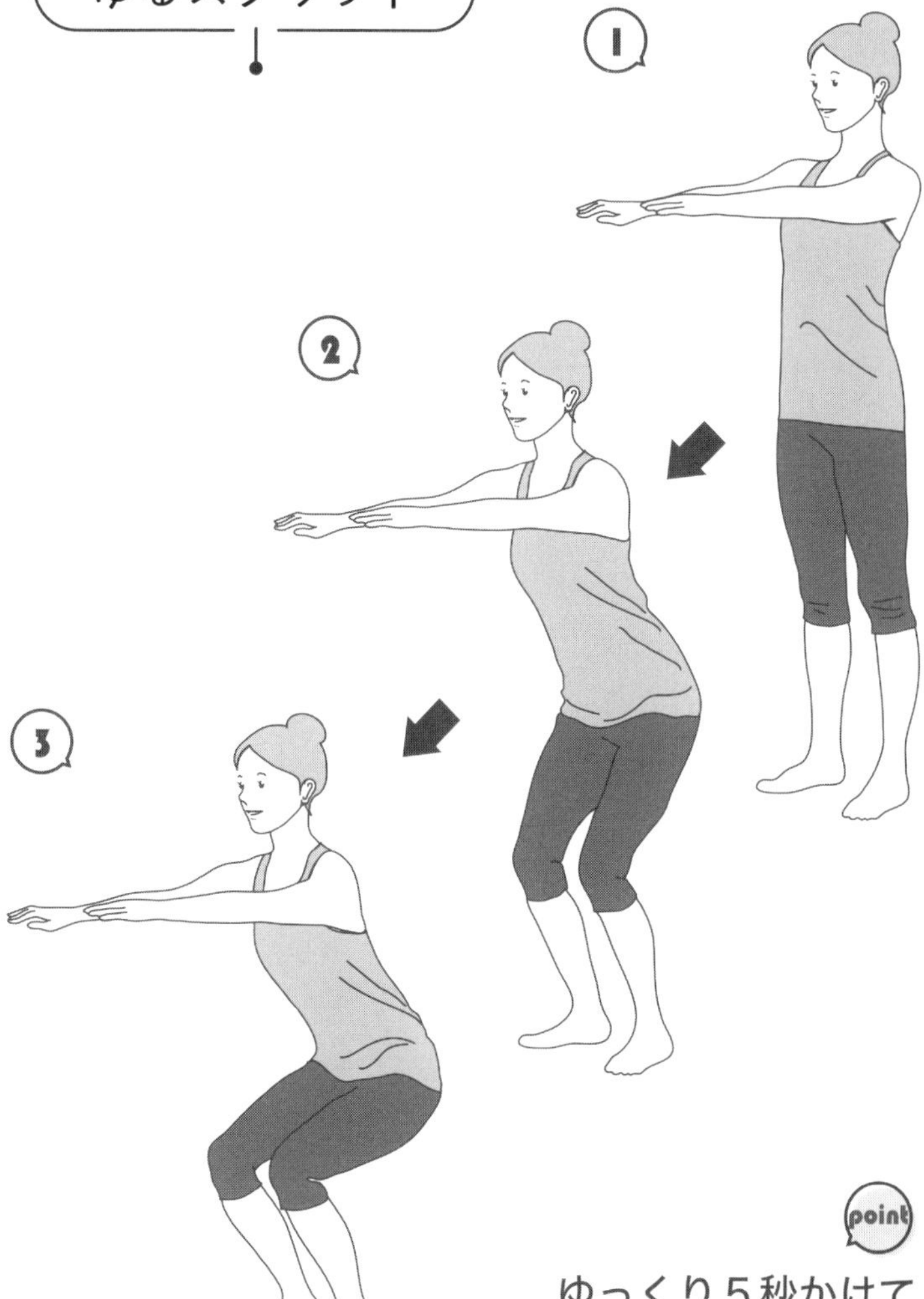

ゆっくり５秒かけて
行います。

② ゆっくり5秒を数えながら、椅子に座るイメージで、できるところまで膝を曲げて腰を落とします。

③ 再びゆっくり5秒を数えながら、膝を伸ばしながら腰を上げていき、①の姿勢に戻りましょう。②と③を、「1分間」繰り返して1セットです。

1分間に行う回数の目安は5～6回ですが、何回でもOKです。最初は、1～2回できついと感じるかもしれません。その場合は、秒数を短くしたり、休憩をはさんだりしながらトライしてみましょう。1分間でも効果は十分ありますが、余裕が出てきたら徐々に時間やセット数を増やしてみてください。

大切なことは、「早くたくさんやること」よりも、**「ゆっくりと1回1回を集中して丁寧にやること」**です。ゆっくり動くことで、下半身の筋肉をしっかり使えますし、腹筋や背筋、腕などその他の筋肉にもジワジワと効いてきます。

また、筋トレは、鍛える部位を意識して行うと、より効果が高まるといわれています。「今、大腿四頭筋《だいたいしとうきん》に効いているぞ」「大臀筋《だいでんきん》が鍛えられている」と、思いながらやってみましょう。

「ゆるスクワット」を行う**タイミングはいつでも大丈夫**です。テレビや動画を見ながら、音楽を聞きながら、気が向いたときに取り組んでみてください。例えば、「朝起きたときと、夜寝る前の1日2回」「食後に1回」のように、起床や就寝、食事などとセットにすると習慣化しやすくなります。

負荷が少なく、高齢の方でも安全にできる「ゆるスクワット」ですが、注意点があります。まず、**体調のすぐれないときや怪我をしているときは控えましょう**。これは、どの運動にも共通して気をつけたいことです。また、**痛みが出たらすぐにやめてください**。特に膝が悪い方は、曲げ伸ばしが負担になることもあります。そのような方は、後ほどご紹介する他の運動もぜひ検討してみてください。

高齢の方や筋力に自信がない方は、②のときに軽くお尻を下げるだけでも十分な運動になりますから、腰を深く下げすぎる必要はありません。体勢が安定しないようであれば、前に出した手をテーブルなどに置いて、体を支えながら行っても大丈夫ですよ。

とにかく「ゆる〜く」無理をしないのが「ゆるスクワット」の鉄則。ご自身のできる範囲で、ゆっくりじっくり筋力アップをしていきましょう。

6 ウォーキング＋1分「早歩き」で脂肪が燃える

ウォーキングは、すでに実践している方も多いかもしれませんね。ですが、お伝えしたように、歩くだけでは有酸素運動にしかなりません。血糖値コントロールを考えれば、筋肉を鍛えるレジスタンス運動をプラスして、GLUT4を活性化したいところです。

そこでおすすめしたいのが、1分間の早歩きです。

「ウォーキングと早歩きって、そんなに違うものなの？」と思われる方もいらっしゃるかもしれませんが、侮るなかれ！

ハーバード大学公衆衛生大学院が1万人以上を対象に行った調査によれば、歩く速さがゆっくりの方より、**速く歩く方のほうが健康寿命が長い**ことが明らかになっています。この健康寿命のカギを握るのが「長寿遺伝子」。しかし、長寿遺伝子は少し怠けもので、刺激を与えないとうまく機能しません。

ではどうすればいいのかというと、2012年、スウェーデンのカロリンスカ研究所

1分「早歩き」

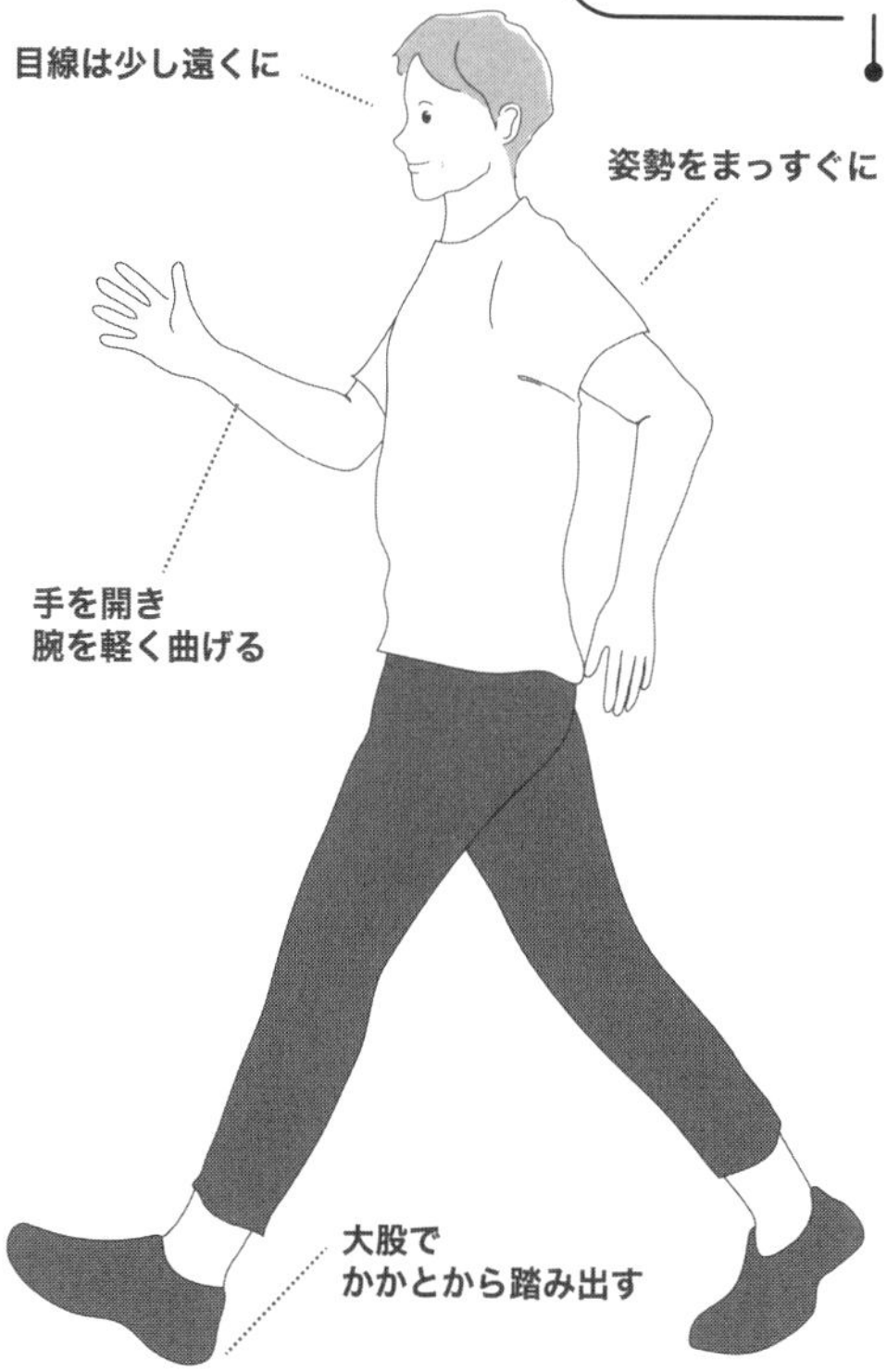
目線は少し遠くに
姿勢をまっすぐに
手を開き
腕を軽く曲げる
大股で
かかとから踏み出す

で**「1日20分、中程度の強度の運動を2カ月間続けることで長寿遺伝子が活性化する」**ことがわかっています。長寿遺伝子の活性化には、中程度の早歩きがぴったりなのです。

さらに早歩きは、肥満解消、筋力や骨量のアップ、肥満解消など「糖尿病を予防する」運動として理にかなっています。きつすぎず、ゆるすぎない。「少しきつい」くらいの運動なので、継続するのにも最適です。

早歩きをするうえでのポ

イントは3つあります。

●**良い姿勢を保つこと**

猫背になっていたり、体を反りすぎていたりしていると、筋肉にうまく刺激を与えられなかったり、怪我をしたりする可能性もあります。**目線を少し遠めの位置（25mくらい先）に向けるように**すると、自然と良い姿勢を取りやすくなります。

●**大股で「かかとから」踏み出すこと**

下半身の筋肉を効果的に使えるよう、大きく動かしましょう。かかとから踏み出すことを意識すると自然に大股になりやすくなります。

●**腕を振ること**

普段歩く際、私たちはほとんど腕を振っていません。荷物を持ったり、カバンをかけたりすることでどうしても腕の動作が制限されがちです。早歩きの際には何も持たず、腕を大きく振ることも意識しましょう。コツは、「腕は軽く曲げて、手は握らずにパーの状態で歩く」ことです。腕を振ると体幹を使うため、腹筋運動にもなるのです。

大股で、腕を振って、なおかつ早歩きする。最初は慣れずにぎくしゃくするかもしれません。そのため、私は**「3秒でいいからやってみて」**と患者さんには伝えています。

1分はダメでも、3秒なら……といって始めると10秒、20秒と時間は増え、1分早歩きができる体になっていきます。

とはいえ、普段運動をしていない方は、そもそもウォーキングを始めること自体がネックになるかもしれません。そんなときは、スマホアプリの活用も一案です。

■アプリの一例

● **トリマ**……移動した距離や歩数に応じて、Amazonギフト券やTポイントなどと交換できる「マイル」が貯まる。

● **アルコイン**……自分で設定した1日の目標歩数を達成すると、Amazonギフト券などと交換可能な「コイン」を獲得できる。

● **ドラゴンクエストウォーク**……スマホの位置情報を利用したRPGで、地図上のフィールドを歩きながら冒険を進めていくゲーム。

楽しさやお得感を得られるアプリを活用すれば、継続も苦ではなくなります。

7 血液循環がアップ！ お風呂で行う1分「バタ足」

みなさん、お風呂は好きですか？

日本人は世界一お風呂好きな国民と言われ、7割以上の方が毎日入浴するといいます。お風呂は、体の汚れを落としてさっぱりと気持ちがよくなるだけでなく、健康維持にも役立ちます。特にバスタブに浸かって温まると、血行が促進されて、疲労回復、快眠、リラックスなど、心身にたくさんの良い効果がもたらされます。


そんなバスタイム、実は、トレーニングタイムにもうってつけなのです。

なぜなら、お湯の中では浮力や水圧がかかるため、**関節にあまり負担をかけずに体を動かすことができ、なおかつ、筋肉には水圧でしっかり負荷を与えながら鍛えられる**からです。**関節が弱い方、スクワットやジョギングでは腰や膝などが痛くなってしまう方**でも、お風呂で行うトレーニングなら無理なくできるかもしれません。

これからご紹介する動きを行えば、お尻や太ももなどの大きな筋肉が使われ、その大きな筋肉が血中の糖を筋肉細胞に取り込むので、血糖値を下げることができます。

防水の時計などを用意して、1分「バタ足」にチャレンジしましょう。

① バスタブにお湯を張ります。あまり浅すぎると足に水圧がかかりにくくなるので、胸までは浸かれるくらいの深さを目安にします。

② お風呂に浸かったら、足をまっすぐ伸ばした状態で座ります。両手は太ももの付け根に添えるか、バスタブのふちや手すりにつかまり体勢を安定させます。猫背にならないように注意しましょう。

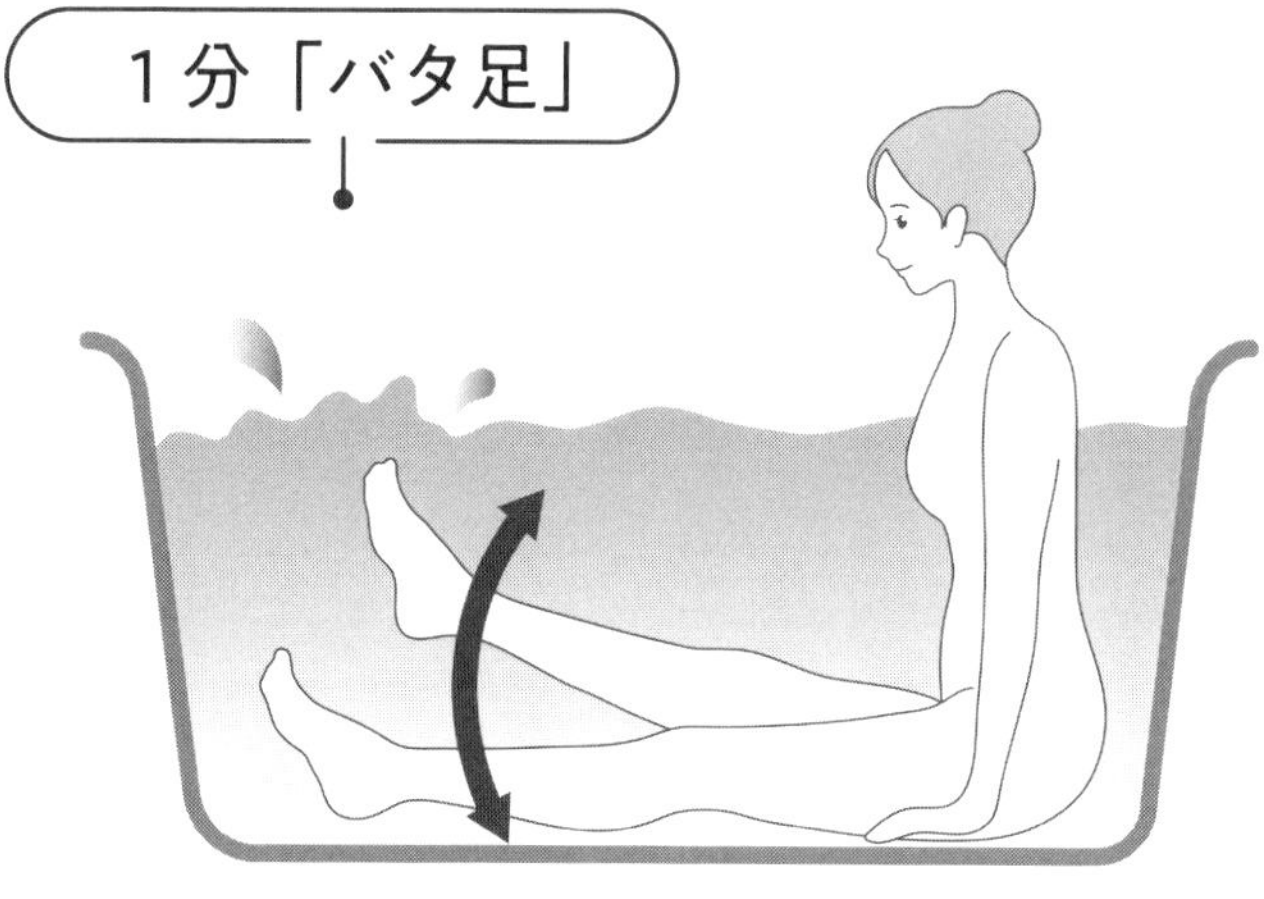

③ 片足ずつ上下に動かして1分間、バタ足をします。太ももの付け根から、大きなストライドで動かすことがポイント。太ももの前側の大腿四頭筋を意識します。水が揺らいで体勢が崩れそうになったら、腹筋を使って耐えるようにしましょう。

お好きな速度で構いませんが、**水圧の重みを感じながら動かすことを意識**してください。足が水面から出ない範囲で動かすと、足全体に負荷がかかって効果的です。

実際にやってみると、「想像よりきついな」と感じる方が多いと思います。最初は30秒からでもいいので、少しずつ時間を伸ばしていきましょう。

お湯の温度は、38～40度の少しぬるめがおすすめです。詳しくは第5章5でご説明していますが、ぬるめのお風呂で副交感神経が優位になると、血糖値が下がりやすくなることがわかっています。つい汗をかこうと熱めにしたくなりますが、逆に熱すぎると血糖値が上がりやすくなったり、のぼせてしまったりする可能性もあるので注意しましょう。

また、お風呂では体内の水分が失われがちです。さらに運動により汗もかきますから、こまめに水分をとって脱水症状に気をつけてください。

この「お風呂バタ足」は、「運動が続かない……」と悩む患者さんによくおすすめする方法です。毎日入るお風呂のついでならば、習慣化しやすいのです。とはいえ、毎日必ずやる必要はありませんよ。週に3〜4回できれば合格です。

外で行う運動は、天候や暑さ、寒さでできないこともあるでしょう。お風呂バタ足はいつでもできますから、運動バリエーションのひとつとして知っておくととても便利です。

8 歯磨きタイムの1分「足トレ」

一般的には歯磨きに必要な時間は最低3分、さらに毎食後が推奨されています（サンスター調べ）。しかし、1回の歯磨き時間が3分以下の方が約5割を占めていました（ライフメディアリサーチバンク調べ）。

つまり、日本人の半分は歯磨きが不十分ということです。

あなたは毎日しっかりと歯を磨いているでしょうか？

実は糖尿病の方は、そうではない方以上に**歯磨きを丁寧に行う必要があります**。なぜなら、歯周病と糖尿病には密接な関係があるからです（第2章8参照）。

歯周病になると、歯周ポケット内の細菌が毒素を出し、化学物質（TNF-α）の産生を促します。このTNF-αはインスリンの働きを妨げるため、**歯周病になると糖尿病が悪化**するのです。

ぜひ、毎日の丁寧な歯磨きで歯周病を予防してほしいのですが、ただじっとしたまま歯を磨くのはもったいないことです。歯磨きにちょっとしたトレーニングを加えて、筋肉の中のGLUT4も刺激できる歯磨きタイムの1分「足トレ」を実践してみましょう。

① **鏡の前に立って歯ブラシを手に持ったら、歯磨き開始と同時にかかとを上げてつま先立ちになりましょう。**

＊じっとしているのが難しい方は、つま先立ちのままちょこちょこと歩いてもかまいません。とにかく1分、つま先立ちをキープしてください。
＊フラフラしてしまうときは、歯ブラシを持っていないほうの手を洗面台などに軽く置き、体勢を安定させましょう。

② **つま先立ちに慣れたら、今度は片足立ちで行ってみましょう。**

たかが片足立ちと思うかもしれませんが、片足で立つことは運動機能をチェックする指

1分「足トレ」

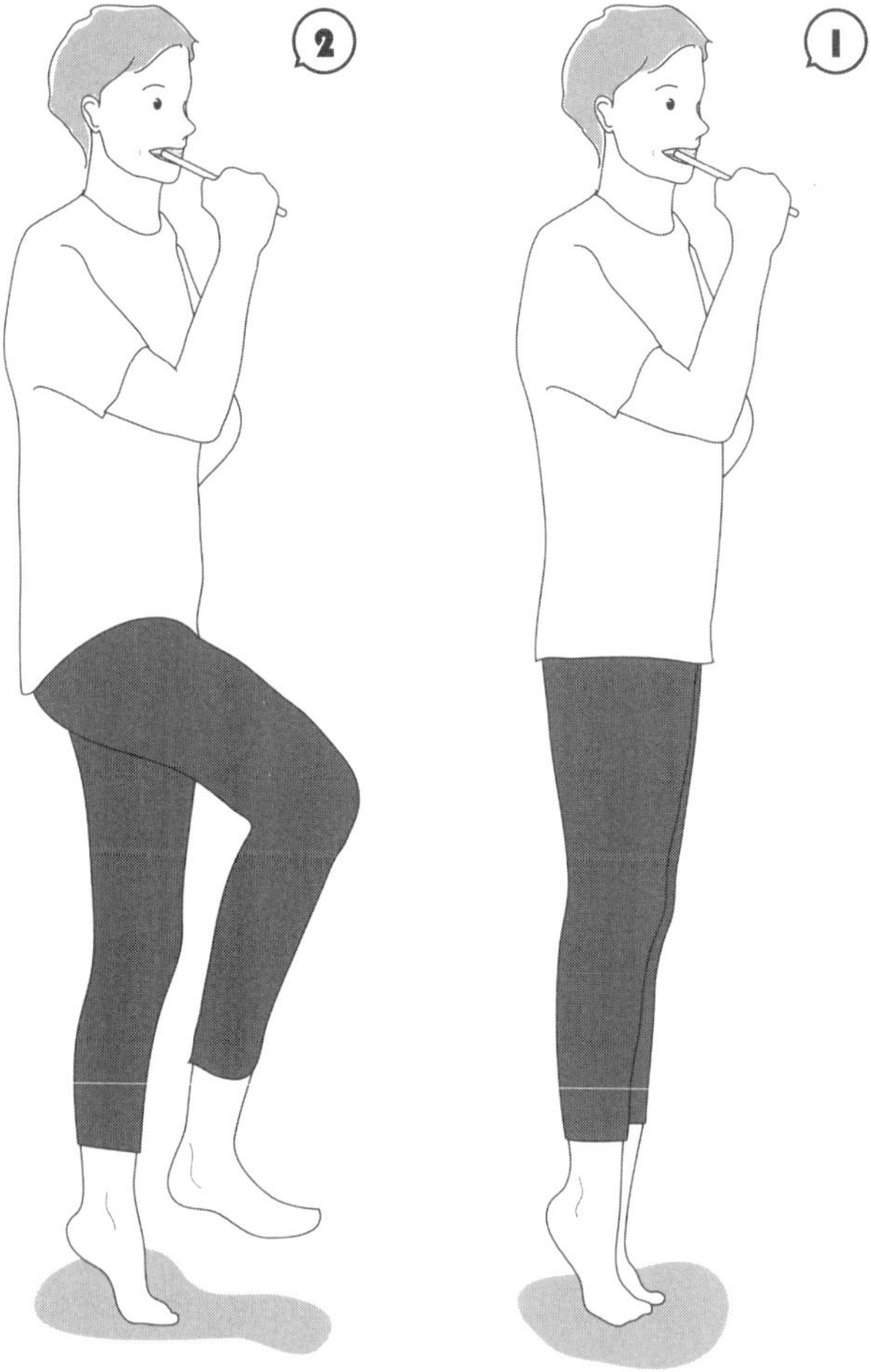

標としても使われています。

ちなみに年代ごとの平均値は、40代で40秒、50代で30秒、60代で20秒。70代以上は20秒続けば運動機能は十分です。

これを日々の歯磨き中に行って、**続けて1分間、片足で立てるようになることを目指しましょう**。

この片足立ちを1日に3回（左右で計6回）行うと、太ものつけ根に加わる運動負荷量は、なんと両足で53分間歩いたのと同じになるというデータもあります。あくまで理論上のデータではありますが、糖尿病にいいのはもちろん、足腰も丈夫になります。

さらに、不足しがちな日本人の歯磨き時間も、つま先立ち1分＋片足立ち（右・左）各1分を組み合わせて行うことで計3分に。お口の健康にもつながります。


前述の通り、運動嫌いな方ほど「ながら」運動が効果的です。毎日必ず行う歯磨きと紐づけて実行することで、三日坊主を防いで無理なく続けられますよ。

歯磨きタイムの1分「足トレ」は、日々の歯磨きをちょっと工夫するだけで、筋力アップや骨粗鬆症の予防、血糖値コントロール、ダイエット効果まで期待できる、とっておきの方法です。ご家族みなさまで、ぜひお試しください。

9 座って行う「上体ひねり」をテレビCM中の1分習慣に

「ながら」運動を成功させるには、「すきま時間」を見つけることもコツのひとつ。「忙しくてそんな時間ないよ～」という方も、あらためて1日を振り返ってみましょう。

例えば、患者さんに「テレビのCMの間は何をしていますか?」と聞いてみると、「あ、そういえば何もしてないわ……」という方が、結構いらっしゃいます。

みなさんはどうですか?

座りっぱなしでボーッと画面を見ていませんか?

ついつい甘いものに手が伸びていませんか?

日本のテレビ番組は、60分あたり6～12分程度のCMが入るそうです。YouTubeなどの動画も、視聴環境によっては広告が流れますね。年間で考えると、結構な時間数になります。**ぜひ、このCM時間を「ながら」運動で有効に使いましょう。**

おすすめは、ソファや椅子に座ったまま1分でできる「上体ひねり」です。

この運動では、脇腹にある腹斜筋のほか、背中や肩甲骨、腰まわりにある筋肉の柔軟性、関節の可動域を高めることができます。さっそくやってみましょう。

① **姿勢を正して座ります。右手で左膝を押さえながら、上半身をゆっくりと左側へ向けていきます。斜め45度〜90度くらいの無理のない角度を目指します。**

② **右脇腹が気持ち良く伸びきったところで3秒キープします。呼吸は止めないように注意しましょう。**

③ **ゆっくりと元の正面を向く姿勢に戻ったら、反対側も同じように行います。**

①から③を左右交互に1分間繰り返して1セットです。**目安は4〜6回**ですが、それより少なくてもできる範囲で問題ありません。ひねるときは胸を反らさないように気をつけて、頭や胸ではなくお腹を起点にして真横にひねる意識で行いましょう。

特に現代人は、運動不足や姿勢の悪さにより、心臓や肺を囲う「胸椎」の動きが低下しており、肩こりや腰痛につながっていると言われています。上体ひねりは、胸椎の動きもなめらかにしてくれます。血糖値コントロールはもちろん、健康を維持し、他のトレーニングをスムーズに怪我なく行うためにも効果的な運動ですので、ぜひやってみてください。

上体ひねり

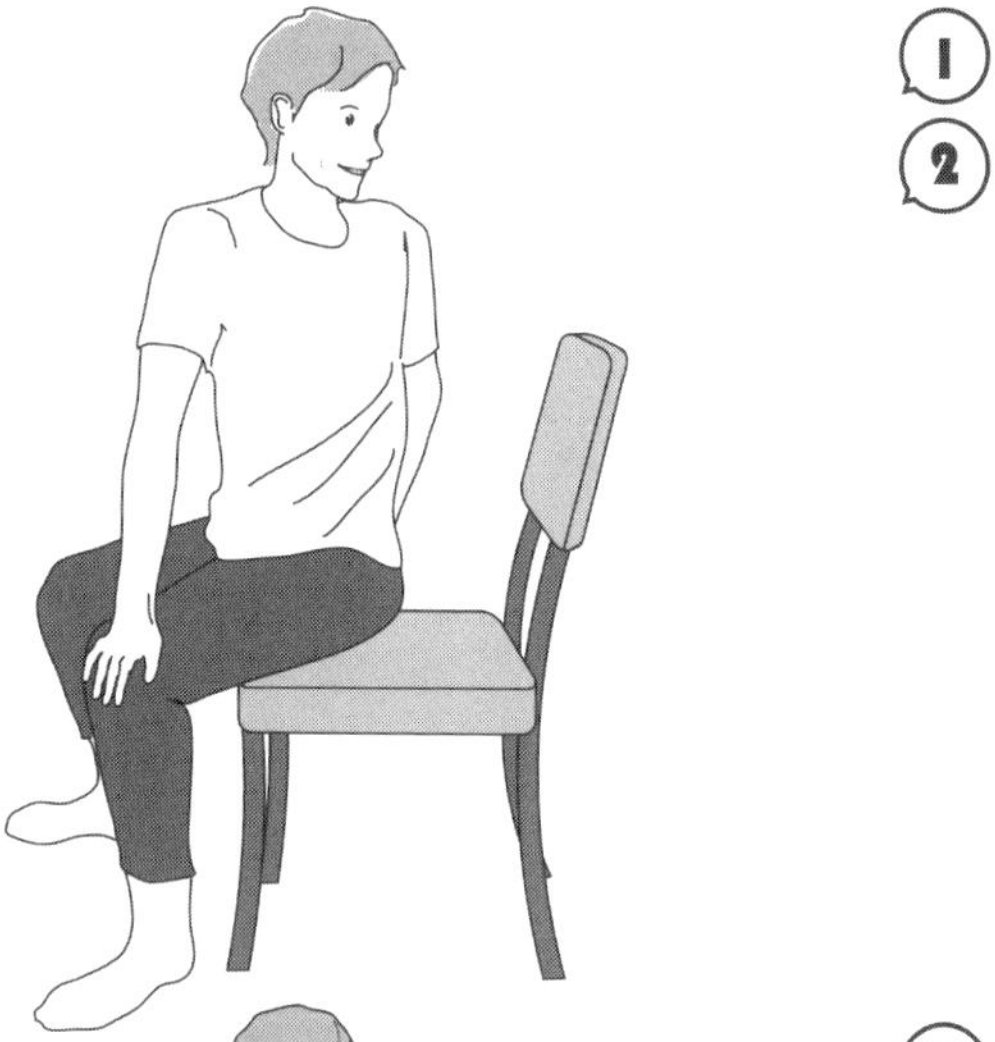

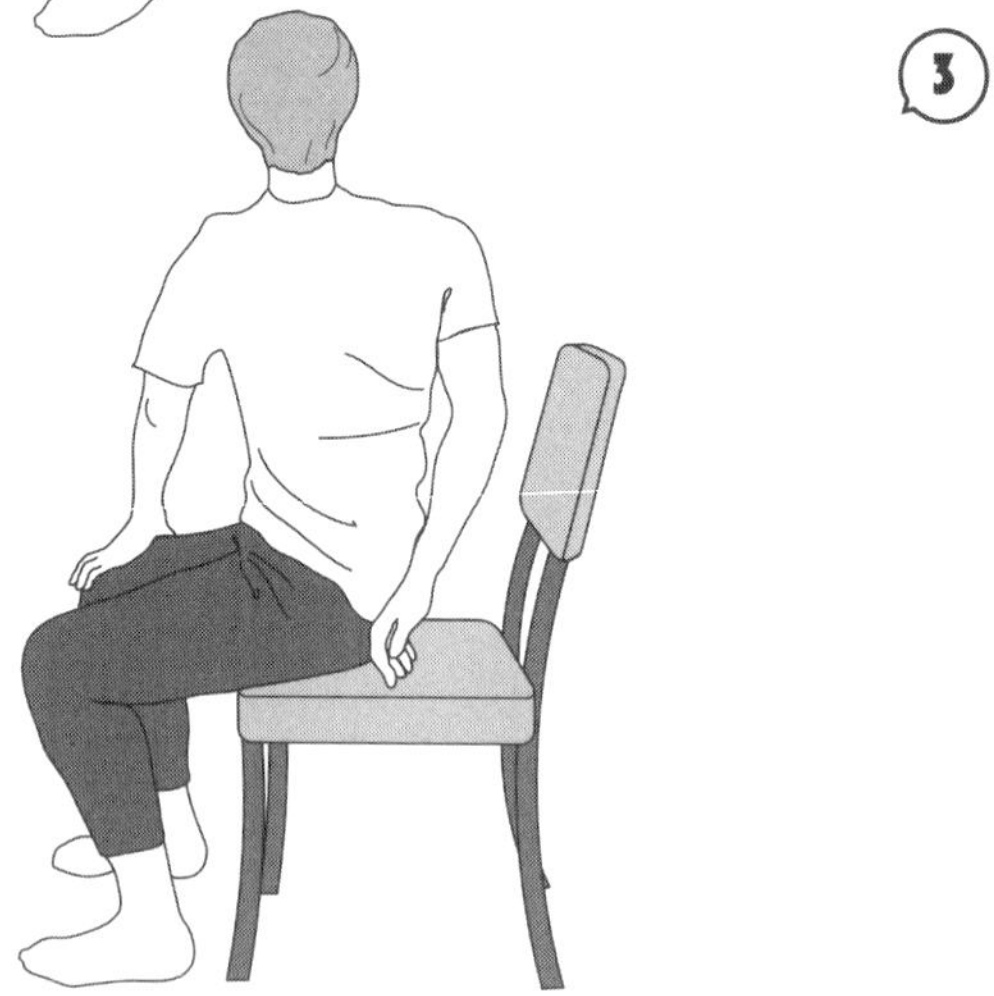

ソファだとグラグラしてしまう方、脇腹が伸ばしきれない方は、背もたれのある椅子を使いましょう。膝を押さえないほうの手で、背もたれを持つと体勢が安定します。

上体ひねりは、CM時間に限らず、いろいろなシーンでできる「ながら」運動です。

例えば、座りっぱなしになりがちなデスクワーク、在宅勤務の合間、役所の長い待ち時間など、道具を使わないのでいつでもできますよ。

また、運動はともに頑張る仲間がいると、心強いですし楽しく続けられるものです。職場で同僚たちを誘って、「1時間に1回、休憩がてら上体ひねりをやろう」と一緒に取り組む、なんていうのもいいですね。ぜひ、周りの方をどんどん巻き込んでみてください。

1分のすきま時間は「上体ひねり」を習慣にして、みんなで健康になりましょう。

10 朝晩1分ずつ布団の上で寝ながら「スローバタ足」

「先生、運動するために部屋から出るのすら面倒なんです」という方が、いらっしゃるのかわかりませんが（笑）、最後はそんな方でもきっとできる「スローバタ足」です。

なぜなら、**お布団の上でできるトレーニング**だからです。朝起きたときにそのまま、夜寝る前のついでに、寝そべったまま運動できます。

前述したお風呂のバタ足と違うのは、うつぶせで行うこと。とてもシンプルな動きではありながら、腹筋や大臀筋にしっかりじわじわ効いてくるトレーニングで、お尻やお腹のシェイプアップに効果的です。

特に大臀筋は、歩いたり、走ったりするときに下半身のバランスを支えてくれる、人間にとって重要な筋肉です。階段の昇り降りや、椅子などから立ち上がるときも、お尻に手をあててみると大臀筋を使っていることがよくわかると思います。

加齢や運動不足でこの大臀筋が弱ってしまうと、転びやすくなったり、立ち上がりや階段の昇降がスムーズにできなくなったりしますから、高齢の方、運動不足の方ほど鍛えてほしい部分です。しかも、大きな筋肉なのでＧＬＵＴ４の増加による血糖値コントロール効果も期待できます。さっそく布団に寝っ転がって、リラックスしながらやってみましょう。

① うつぶせになり、両足を肩幅の広さに開きます。

② 膝は伸ばしたまま、片足ずつゆっくりと交互に上げながら1分間バタ足をします。

③ 太ももの付け根（股関節）から、足全体を持ち上げるイメージで行いましょう。

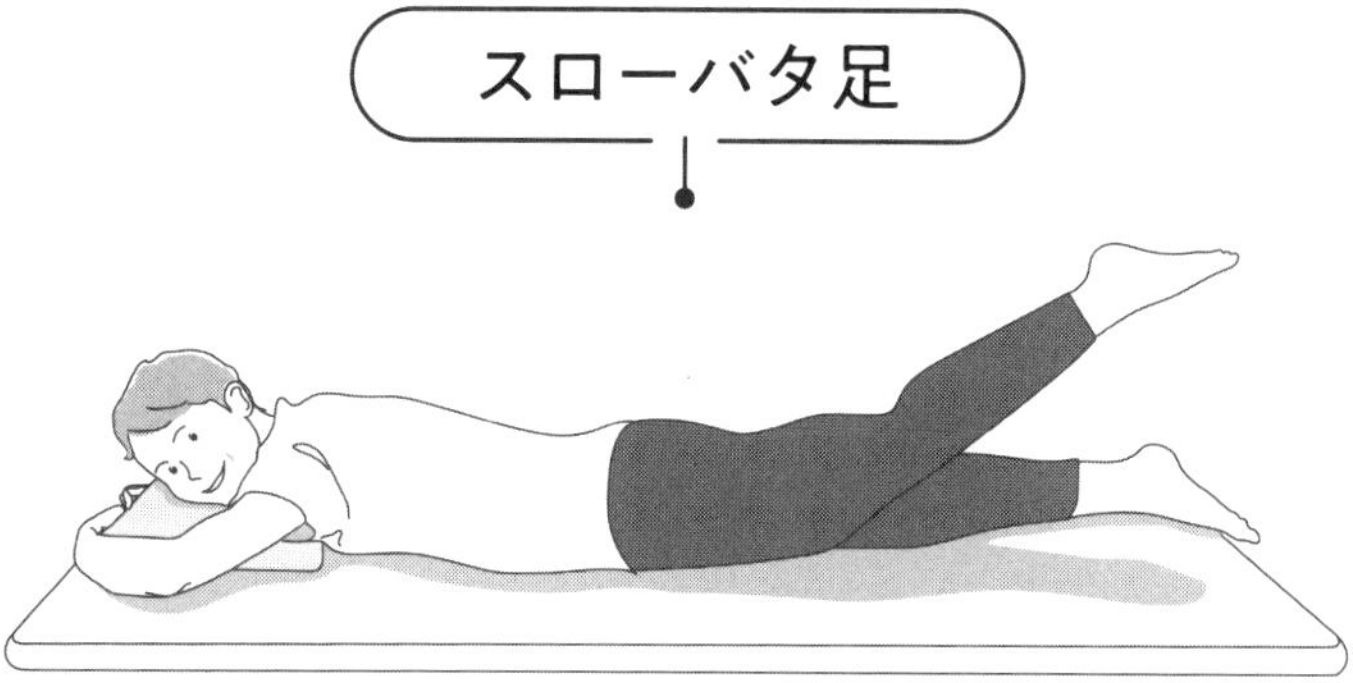

たったこれだけのトレーニングですが、やってみると結構きついです。つらければ、**最初は30秒から始めて、少しずつ伸ばしていく**のがいいでしょう。

この運動も、回数が多ければよいというものではありません。あくまでも「スロー」ペースを守り、ゆっくりじっくり取り組みましょう。そのほうが、筋肉をうまく刺激できます。

足は、あまり高く上げ過ぎると腰を痛めることがあるので、注意が必要です。**少しでも布団から持ち上げることができれば、大臀筋はきちんと使われます**。「お尻に効いているぞ」と意識しながらやってみてくださいね。くれぐれも無理をせず、腰や股関節などに痛みが出たらすぐに休みましょう。

トレーニング中の両手は、前に伸ばしたり、体に沿わせたり、顎の下で組んだり、肘を床についたり、自由にしていて大丈夫です。首が痛くなる方は、顔の下に枕やクッションを置き、それを抱えながら行ってみるといいでしょう。

1分でできる、さまざまな「ながら」運動をご紹介してきました。ジムへ通ったり、道具を使ったりしなくてよいので、思い立ったらすぐ始められます。「これならできそう！」と思うものがあれば、「明日から」と言わず、今日からやってみてください。

気に入った運動に集中して取り組むのももちろんいいですが、その日その日で気分や好みに合った運動を選んで行うのも、飽きずにできて楽しいものですよ。

食事のつまみ食いはあまり推奨できませんが（笑）、運動のつまみ食いは大いにおすすめします。いろいろ少しずつトライして、血糖値を下げていきましょう！

Column

私のダイエット体験談
ゆるダイエットでマイナス8kg達成！

患者さんにはいつも、「血糖値を下げるには、まずやせなあきまへんで～」と言っている私ですが、実は自分自身も以前は結構太っていました。太っていると体が重くてしんどいですし、血糖値も不安です。そして何より「これでは患者さんにしめしがつかない！」という思いから（笑）、一念発起してダイエットに挑戦しました。

とはいえ、自分を追い込むようなストイックなダイエットではありません。そもそも、あまり大きな声では言えませんが、私は何をやっても続かない性格なのです。ヨガをやっても三日坊主、ジムに入会しても行ったり行かなかったりで結局はフェードアウト……。ですから、「これは何としても毎日必ずやる！」とがんじがらめにせず、その日その日で「やりたいな」「これならできそう」と思ったことだけを、ちょこちょこやるようにしたのです。

運動といったら、通勤ついでに1駅分、歩くようにしたくらいです。もちろん毎日ではありませんよ。「今日は時間に余裕があるし、天気もええし、ちょっと歩いてみようかな」と、気が向いたときだけです。気分が乗れば、1分早歩きや、ウォーキングを取り入れることもありました。家では、本書で紹介したお風呂バタ足やゆるスクワットを、思い出したときだけやっていました。

食事で気をつけたのは、お米の量とベジファーストです。

いくらダイエットのためとはいえ、お酒はどうしてもやめられませんでした(笑)。そのため、とにかくお米の量を減らすよう心がけました。

夕飯は、基本的にごはんはなし。その代わり、毎日野菜をたっぷり食べました。大きなボウルに葉物野菜やトマト、ブロッコリーなどを入れた特製サラダボウルです。中身は、そのとき安売りしていた野菜、旬の野菜など適当です。たんぱく質を加えるために、卵、明太子などをトッピングすることもありました。

また、ドレッシングは常時10種類くらいとりそろえていましたね。中華、ゴマ、青じそ、和風、フレンチ……と味変できたので、飽きずに続けられました。

「ドレッシングは太りそう」と心配されるかもしれませんが、お米を食べるよりはるかにヘルシーです。飲むほどかけるのはさすがにおすすめできませんが、野菜を無理なく、おいしく、たっぷり食べるためには必須アイテムです。どんどん活用しましょう。

サラダのほかに、大好きなお刺身もたくさん食べましたね。お刺身は、たんぱく質が豊富ですし、お酒にもよく合います（笑）。お刺身をトッピングしたサラダボウルも、よく食卓に上がるメニューです。


そんなことを1年続けた結果、なんと8kgやせることができました。

自分でも驚きましたが、やはり「頑張りすぎないこと」が大きなポイントだったと感じています。お米は減らしても大好きなものは我慢しない。運動は三日坊主でも、いろいろなものをつまみ食いしてもOK。そんなふうに無理をしなかったからこそ、長く続けられました。

みなさんも、ダイエットはできるだけゆる～くゆる～く取り組んでみてください。私がこうして結果を出していますから大丈夫です！

第5章

糖尿病知らずの体になる 1分生活術

1 合併症予防のために習慣にしたい足のケア

突然ですが、素足になって、爪先からかかと、そして足裏もじっくり見てみてください。傷やタコなどができていませんか？　痛みやしびれなどはありませんか？

なぜこんなことを聞くかというと、そうした足のトラブルは、糖尿病の合併症のひとつである「足病変」につながる可能性があるからです。

足病変には、足潰瘍《かいよう》や足壊疽《えそ》といった病気があります。

足潰瘍は、皮膚が炎症を起こしてえぐれた状態で、感染症を伴うと膿汁《のうじゅう》が出ることもあります。足壊疽は、皮膚や皮下組織、筋肉などが壊死《えし》して黒色や暗褐色に変化した状態です。どちらも、症状が広範囲にわたっていたり、重症化していたりすると、最悪の場合、足の切断に至ることもある病気です。

「傷やタコなんて誰でもできるのに、なぜそんな大変なことに？」と思いますよね。

その理由は、糖尿病の方に起こりやすく、足病変の要因ともなる「神経障害」にあります。

血糖値の高い状態が長く続くと、体内でブドウ糖から変化したソルビトールという物質が増えます。このソルビトールが神経細胞の働きを阻害することで、神経障害が起こります。また、高血糖により傷ついた細い血管の流れが悪くなり、神経細胞へ必要な酸素や栄養を届けられなくなることも、神経障害の引き金となることがあります。

初期症状は、手足のしびれや痛みなど、さらに進行すると、皮膚の感覚が鈍くなる症状が現れて、感覚がほとんどなくなってしまう方もいます。

すると、**痛みやかゆみなどを感じなくなるため、もし足に傷や炎症ができていても、自分では気づくことができないのです**。

健康な方なら、免疫力が働いて、少しの傷や炎症なら自然と治ることもあるでしょう。

しかし、糖尿病の方の場合、そうはいきません。高血糖で免疫力が低下していることが多く、血流が悪いことも重なり、傷や炎症がなかなか治らないのです。さらに、傷口から細菌が入ってしまうと、感染症にかかるリスクも非常に高くなります。

傷や炎症に気づかないまま放置してしまうと、最初は軽症だったものがだんだんとひどくなり、やがて潰瘍や壊疽といった重篤な足病変に陥ることがあるというわけです。

神経障害を放置してしまうと、網膜症や腎症といったさらに重い合併症の発症につな

図5－1　治療を放置するリスクとは

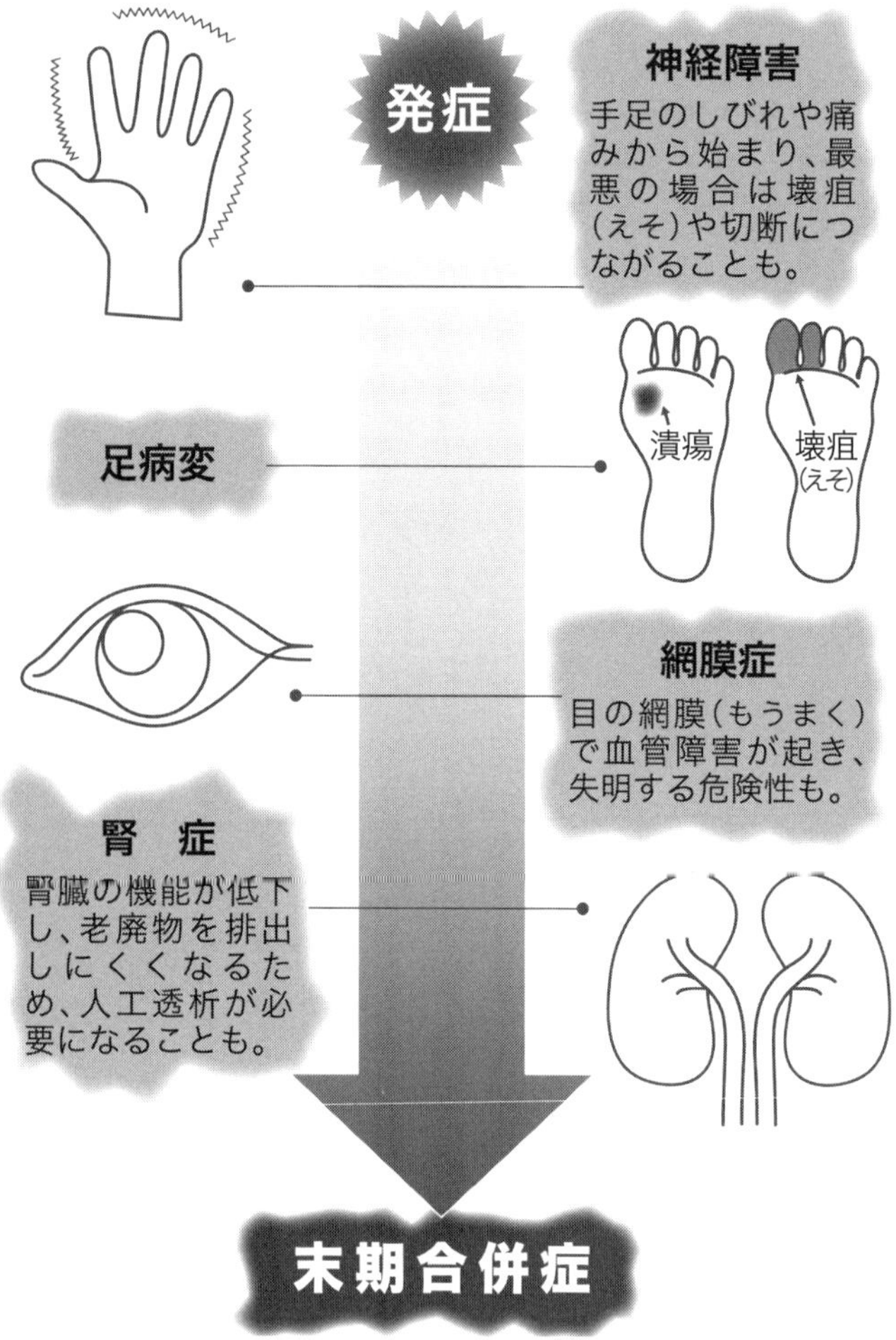
発症
神経障害
手足のしびれや痛みから始まり、最悪の場合は壊疽（えそ）や切断につながることも。
足病変
潰瘍
壊疽（えそ）
網膜症
目の網膜（もうまく）で血管障害が起き、失明する危険性も。
腎　症
腎臓の機能が低下し、老廃物を排出しにくくなるため、人工透析が必要になることも。
末期合併症

がっていく可能性があります（図5–1）。

少し怖い話をしましたが、あまり怖がり過ぎないでください。もし傷や炎症ができてしまっても、足の変化にすぐに気づいて治療すれば、最悪の事態は避けることができます。私の患者さんでもこまめに足のチェックをすることで重症化を防いだ方は大勢いらっしゃいます。

ぜひ習慣にしてもらいたいのが、**1分間の足チェック**です。

お風呂に入るとき、靴下をはくときや脱ぐとき、寝る前など、1分でいいのでご自身の両足をくまなくセルフチェックする習慣をつけましょう。

傷、腫れ、ただれ、やけど、タコ、ウオノメ、水虫、爪の変形や変色、かかとのひび割れなどはないでしょうか。しびれや痛み、触ってみて感覚の鈍い部分はないでしょうか。もしあれば、早めに適切なケアをしたり、かかりつけの先生に相談したりしてみましょう。

また、いつも清潔を保つことも大切です。足の裏、指の間もしっかりと洗い、爪は伸びすぎないようにしましょう。乾燥気味の方は、クリームなどで保湿することもお忘れなく。

2 朝の1分「日光浴」で免疫力が格段にアップ

ひなたぼっこをする猫の姿は、見ていて癒されますよね。

「ああ、猫みたいにのんびり暮らせたらな……」なんて、つい思ってしまいます（笑）。

でも、彼らはただ暖かい場所でのんびりしているわけではありません。

諸説ありますが、猫がひなたぼっこをするのは、太陽光で体温を上昇させ、全身の血液の流れをよくして、免疫力を上げるためと言われているのです。

実はこれ、人間も同じです。

鍵となるのは紫外線を浴びることにより、体内で作られる**ビタミンD**。

カルシウムの吸収を促して骨を丈夫にし、筋肉を強くする効果があることはよく知られていますが、免疫力を高める働きも持っているのです。さらに最近の研究では、インフルエンザの発症や、がんに罹患するリスクを抑える効果があることもわかっています。

骨や筋力を強くして、免疫力もアップさせる。

ビタミンDは、まさに糖尿病、糖尿病予備軍の方に必要な栄養素なのです。

もちろん食品からも摂取できます。しかし、サケやサンマなどの魚類に多く含まれるものの、ほかの食品にはそれほど含まれていません。今は、食卓の「魚離れ」が進んでいることもあって、日本人の多くはビタミンD不足の状態にあります。

「日本人の食事摂取基準（2020年版）」で定められた成人の1日あたりの摂取目安量は8・5μg（マイクログラム）であるのに対し、厚生労働省の調査によると、日本人が食品から取り入れているビタミンDの摂取平均量は1日6・9μgにすぎません。

つまり、必要なビタミンDを摂取するには、食品からの摂取と合わせて、日光浴により自分で作り出して補うことがとても重要なのです。

そうは言っても、日光を浴びる機会は意外とないもの。

「会社の行き帰りや買い物などのついでに数分くらい」という方が多いのではないでしょうか。コロナ禍で当たり前となったリモートワーク、外出控えなども、太陽の光から遠ざかってしまう理由のひとつでしょう。

さらに紫外線は、「シミやシワのもと」といった体に悪いイメージもあります。日焼け止めや帽子、長袖の服などでしっかりガードしている方も多いかもしれませんね。確かに、肌の色が変わったり、皮がむけたりするまで日焼けするなど過剰な紫外線は、皮膚トラブルや老化などの原因になりますから禁物です。

しかし、日焼け止めを塗ったり、帽子や服を着用したりした状態では、皮膚が受ける紫外線量が少なくなるため、ビタミンDの生成量も減ってしまいます。さらに言うと、窓越しの日光浴もガラスが多くの紫外線をさえぎるため、十分なビタミンDは作れないのです。

では、どうすればいいのでしょうか。

おすすめしたいのが、朝、1分間の日光浴です。

朝、顔など焼けたくない部分に日焼け止めを塗ったら、**1分間、太陽の光を浴びましょう**。腕、足などできるだけ皮膚の面積が広い部分を露出して、部屋の窓を開けます。

はい、これだけで結構です。もちろん、じっとしていなくてもいいのです。大きく深呼吸をしたり、軽く体を動かしたりしてもいいですね。私の場合は、毎朝1駅分ウォーキングしているので、その時間が日光浴タイムになっています。

時間は1分以上でも大丈夫ですが、紫外線の浴びすぎを防ぐため、長くても15～30分程度にとどめてください。夏場などは熱中症にならないように気をつけましょう。

あえて「朝」としたのは、習慣づけやすいことと、**「幸せホルモン」と呼ばれるセロトニンの分泌が盛んになる**からです。

セロトニンは、網膜が光を感じることで分泌される脳内物質で、精神の安定、ストレス軽減、安眠などの効果があります。ストレスや睡眠不足は血糖値を上昇させる要因になりますから、セロトニンが活性化しやすい朝や午前中に、ぜひ日光浴をしてみてください。

「朝は忙しくて……」「やっぱり紫外線が気になる！」という方は、**「手のひら日光浴」**もおすすめです。やり方は、手のひらを広げて日光に当てるだけ。

手のひらは、面積もそれなりにありますし、外出先などで思い立ったときにすぐできるので、忙しい方にもいいですよ。また、他の皮膚よりもメラニン色素が少ないため、日焼けのリスクが少ないこともメリットです。

免疫力を高めることは、糖尿病のみならず、ほかのさまざまな病気から体を守ることにもつながります。何より、サンサンと降り注ぐ太陽の光を浴びると気持ちも明るくなりますよね。1日に1分の日光浴を習慣にして、明るく元気に人生を楽しみましょう。

3 1分「ノート術」でストレスは溜めずに書き捨て

「ストレスは万病のもと」と言われますが、糖尿病も例外ではありません。

ストレスが血糖値に影響を与えることは、前節で少しお伝えしましたが、人がストレスを感じると、コルチゾールやグルカゴンといった血糖値を上昇させるホルモンが増えるほか、インスリンの効きを悪くするホルモンも分泌されて、血糖値が上がりやすくなります。

それだけでなく、ストレスが溜まると人は「食べること」で発散しようとしてしまいがちです。お腹が空いていなくても何かを口にしたり、お酒を飲んだりすると、手っ取り早くスッキリできるような気がしますよね。ご経験がある方も多いでしょう。

しかし、これでは、血糖値がますます上がってしまうばかり。体のことを考えると逆効果なのです。

そうかといって、現代社会をストレスゼロで生きるのは不可能に近いでしょう。

仕事や人間関係、育児、介護……。特にコロナ禍で制限されることも多かったため、どんな方でも何らかのストレスを抱えています。

そんな誰しもが持つストレスとうまく付き合っていくために、ひとつ大事なポイントは「ストレスを溜めないこと」です。その日のストレスは、その日のうちに発散する。ストレスを長引かせないことで、心身のダメージはだいぶ抑えられます。

「今日はこんなことがあってさ……」

「ちょっと1杯、飲みに行くか」

そんな発散方法もまだコロナ禍以前のように、気軽にできない方もいらっしゃるのではないでしょうか。

そこで、私が実践しているのは1分「ノート術」です。

準備するのは、1冊のノートと1本のペン。

1日の終わりに1分間、その日に感じたストレスをノートへただただ書き出してみるのです。

例えば、会社の上司に理不尽なことで責められて、ストレスを感じた場合を想定してみます。

●**何が起こったのか？**

例：「君に任せる」と言われてやってみたが、批判をされた。

●**そのとき、心の中にあふれてきた感情は？**

例：悔しい。あんな言い方はないだろう。ひどすぎる。

●**具体的にどんな言葉にストレスを感じたのか？**

例：「もっと効率的なやり方があるだろう、なぜわからないの？」

●**自分はどうしたいのか？**

例：初めての挑戦なのでトライアンドエラーさせてほしいし、もっと見守ってほしい。

このようなことを、思うままに書きます。

誰に見せるものでもありませんから、見栄を張ったり、きれいな言葉に直したり、名前を伏せたりしなくて大丈夫です。殴り書きでもいいので思い切り書いてください。

実際に書いてみると、**自分が何にストレスを感じているのかが明確になり、悶々と考えているよりははるかに頭がスッキリします**。「書く」という行為は、考えを「外に出す」アウトプットのひとつだと思います。書くことで、怒りや悲しみで混乱した思考を、筋道の立ったものに整理し、不要なストレスとともに外へ捨てることができます。

重要なポイントは**「手書き」**で行うこと。ちなみに私は、気分のいいときはお気に入りのペンで、むしゃくしゃしたときはその辺のボールペンでノートに書いています（笑）。

スマホやパソコンと比べて、手書きは手間だと感じる方もいらっしゃるかもしれませんが、手を動かして無心で文字を書いていると、不思議と気持ちが落ち着いてきます。

特にすごくイライラしたときは、書いた紙をビリビリに破いて捨てるのもおすすめです。これはかなりスッキリできますよ。破る専用のノートを作ってもいいかもしれません。

1分ノート術で、ストレス面からも血糖値のセルフケアをしていきましょう。

4 フロスを使った1分「歯磨き」で歯周病も予防できる

糖尿病と歯周病が密接に関係していることは、第4章8「歯磨きタイムの1分『足トレ』」でも少しお伝えしました。あらためてメカニズムをご紹介しましょう。

歯と歯ぐきの間にある溝に歯垢（プラーク）がたまると、溝が深くなっていわゆる「歯周ポケット」ができます。歯垢は細菌が集まった塊で、歯周ポケットの中で毒素を出して歯ぐきなどに炎症を起こします。炎症が進行すると、その毒素は歯肉の毛細血管から体内に入り込み、インスリンの働きを妨げる化学物質（TNF−α）の産生を促すのです。

歯周病を治療しないまま炎症がひどくなると、TNF−αはどんどん増えて血糖値コントロールがうまくできなくなり、2型糖尿病の発症リスクが高まります。

また逆に、2型糖尿病の方は、歯周病を発症するリスクが健常者より2倍以上高くなることもさまざまな研究で報告されています。高血糖の状態が続くと、細菌に対する免疫力が低下したり、口の中が乾燥することで細菌が繁殖しやすい環境が作られてしまったりと、歯周病を誘発する条件がそろってしまうことも要因として考えられるでしょう。

それゆえに歯周病は、糖尿病網膜症や動脈硬化などとならび、糖尿病の「第6の合併症」とも呼ばれているのです。

歯周病の悪化は糖尿病を引き起こし、糖尿病の悪化は歯周病を引き起こす。

この2つの因果関係については、まだはっきりわかっていないことも多々あります。しかし、歯周病の予防は、糖尿病を発症するリスクを軽減し、日々の血糖値をきちんとコントロールするうえで、とても重要であることは確かです。

では、みなさんは、毎日歯磨きをきちんとしていますか？

歯周病を防ぐためには、まず毎日の歯磨きが基本です。できれば、朝昼晩の食後に最低3分間はしっかり磨きましょう。

「それなら私は、毎日磨いているから大丈夫だわ！」と安心するのは、まだ早いのです。

実は、**歯ブラシだけの歯磨きでは、どんなに丁寧に磨いても、約6割の歯垢しか落とせないと言われているからです**。つまり、**4割の歯垢はお口の中に残ったままなのです**。

そこでプラスしたいのが、1分間のフロスタイム。

フロスは、糸状の歯間清掃アイテムで、持ち手のついた「糸ようじ」などもフロスの一種です。

歯ブラシの毛だけではなかなか掃除できない歯と歯のすき間に入りこんで、歯周病の原因となる歯垢を掻き出すことができます。歯ブラシとフロスを併用すれば、約9割の歯垢が落とせると言われていますから、使わない手はありません。


やり方はとてもシンプルです。

フロスを歯と歯の間にゆっくりと通したら、両隣の歯のそれぞれの側面をこすりながら歯垢をからめとるようにして上下に動かしましょう。

掃除ができたら、フロスを歯間からゆっくり抜き出して次の歯へ移ります。個人差はありますが、慣れれば1分ほどで全部の歯間を掃除できると思います。もちろんそれ以上の時間をかけて、ゆっくり丁寧にやるのもいいですね。

フロスを歯間に通すとき、抜き出すとき、勢いをつけすぎると歯茎を傷つけてしまうことがあります。気をつけながらやさしく行ってみてください。なおフロスをかけて歯茎から出血する場合は、歯周病が始まっている可能性がありますから、早めに歯医者さんで治療を受けてください。

歯ブラシによる歯磨きは朝昼晩できても、フロスは慣れるまでは少し大変かもしれません。口を大きく開けますし、職場や外出先ではなかなかやりにくいということもあるでしょう。

もし1日に1回だけフロスをかけるとしたら、夜がおすすめです。

なぜなら、唾液の量が少なくなる就寝中は、口内細菌が増殖しやすいからです。朝、昼は歯ブラシだけでも、夜寝る前には、「歯ブラシ＋フロス」でしっかり歯垢を除去しましょう。

余談ですが、歯磨き粉によく使われるミントの香りは、食欲を抑える効果があると言われています。

食事やおやつのあと、こまめな歯磨きを心がけると、血糖値コントロールに加え、ダイエット効果も期待できるかもしれません。ミントの香りがついたフロスも売られていますから、楽しみながらいろいろ試してみてください。ただし、甘い歯磨き粉には人工甘味料が使われている場合がありますので、成分には注意しましょう。

5 お風呂の温度が血糖値に影響を与える!?

コロナ禍を機に、飲食店やスーパーなどお店や施設に入るたびに〝ピッ〟と検温されるようになりました。

あなたの平均体温は何℃でしょうか? 日本人の平均体温は、36・6℃くらいですが、いつも36℃以下という方は要注意です。

最近、若い女性を中心に、平熱が36℃以下の「低体温」の方が増えています。

体温が低くなると全身の細胞の代謝が低下するので、ブドウ糖からのエネルギー生成も減ってしまい、体はさらに冷えてしまいます。

体が冷えると血管が収縮して血液の流れが悪くなり、とくに毛細血管への血流が低下するので、手足が冷えるなどの冷え性の症状も起こります。

- **寒い（暑い）から外に出ることを避ける。**
- **運動不足で、日頃から動かない。**

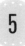

●リモートワークで一日中座りっぱなし。
●湯船には入らず、シャワーだけで入浴を済ませてしまう。
●飲料はいつも冷たいもの。
●ファッションを優先し、薄着のまま過ごしている。

そんな生活を続けていると、血液循環はますます悪くなり、内臓脂肪が蓄積して肥満へとまっしぐらです。すると、インスリンの働きは低下して、ブドウ糖の処理が追いつかなくなり、血糖値が高くなって、ついには糖尿病になってしまう場合も考えられます。

「たかが冷え、されど冷え」

こうした冷えによる負の連鎖は、本当に怖いのです。そしてこれは、若い女性だけに限った問題ではありません。

人間の体温は、年齢を重ねるとともに低下する傾向にあります。ですから、中高年世代になったら、これまで以上に体を冷やさないよう注意し、体温を上げることが大切です。

では、どうやって体を温めればいいのでしょうか。

まず、軽くてもいいので運動をして体を内側から温めること。これがとても大切です。有酸素運動などは、血行を促進させる効果があり、体温の上昇に有効です。

それに加えてやっていただきたいのが、毎日の入浴で外側から体を温めることです。入浴方法としては、**39〜40℃の「少しぬるいかな？」と感じるくらいのお湯に、10分ほどつかるのがおすすめです**。

ぬるめのお湯にじっくり入ることで、副交感神経が優位になります。リラックスした状態になり、体の芯まで温まります。また、副交感神経が刺激されると、インスリン分泌が促され、上昇した血糖値を安定させるのにも効果的です。

入浴剤を入れて、炭酸風呂にするのもいいですね。炭酸浴は血管を拡張させるので、血流改善の効果が期待できます。

ただし、いくら体を温めたいからといっても、熱すぎるお風呂はＮＧです。

「熱いお風呂に肩までつかってすぐ出ています」

「先生、私はとびきり熱い風呂が好きなんですよ」

患者さんの中にはそういう方が意外といらっしゃいます。聞いてみると42℃くらいの結構熱いお風呂に入っている方もいます。ですが、糖尿病の方、血糖値が高めの方にはこうした入り方はくれぐれも避けていただきたいです。

なぜなら、熱すぎるお風呂に入ると交感神経が高ぶってしまうからです。交感神経が刺激されると、体内にアドレナリンという興奮ホルモンが分泌されます。このホルモンは、筋肉や肝臓に作用して血糖値を上昇させる作用があるため、熱いお風呂は高血糖の引き金になってしまうのです。

それでは体温を上げるための入浴が逆効果になってしまうので、お風呂の温度には十分注意してください。

今夜はぬるめのお風呂にゆっくりつかって、のんびり血糖値コントロールをしましょう。元気なときはお風呂での足トレ（バタ足）もプラスしてみてくださいね。

6 入眠前の1分「呼吸法」で睡眠の質を上げよう

みなさんは夜、きちんと眠れていますか？

今、「睡眠負債」という言葉が流行語になるほど、日本人の睡眠不足は深刻な問題です。その平均睡眠時間は7時間ほどで、経済協力開発機構（OECD）加盟国の睡眠時間を調べた調査では、33カ国中で日本が最も少ないことがわかっています。

さらに、厚生労働省の調査によると、約3割の方が睡眠の質に満足できていません。寝つきが悪い、途中で目が覚めてしまうといったことに悩んでいる方も多いようです。

その要因のひとつとして、自律神経の乱れが考えられるでしょう。

自律神経には、交感神経と副交感神経があります。人間は本来、日中は交感神経が優位に働き、血圧や心拍数は上昇して心や体が活動的になる一方、夜になると副交感神経が優位に働くことでリラックスし、体を休める睡眠モードに入っていきます。2つの神経が交互に優位になりながら、内臓の動きや代謝など体の機能を調節しているのです。

ひと昔前は、夜になれば商業施設などは軒並み閉店し、帰宅後の娯楽といったらテレビやラジオ、読書くらい。食事や入浴を終えれば、自然と副交感神経が優位になる環境がありました。

しかし現代は、深夜まで営業する店が増え、夜になっても街は明るいまま。さらに家に帰ってもスマホやパソコン、ゲームなどで明るい画面を見続けます。そこへ働きすぎ、仕事やコロナ禍のストレスなども加わり、一日中交感神経が優位になりやすい環境にあるといえます。夜になっても興奮状態が続き、スムーズな入眠、質の良い睡眠が妨げられているのです。

交感神経が高ぶると血糖値を上昇させることは前述の通りですが、睡眠不足や質の悪い睡眠もまた、血糖値に悪い影響を与えます。

例えば、「空腹時血糖値を上昇させてインスリンの分泌量を減少させる」「食欲を増進させるホルモンが増える一方、食欲を抑えるホルモンが減って過食傾向になる」といったことが、研究で明らかになっています。また、入眠困難や中途覚醒などの症状がある方は、症状がない方に比べて1・5～2倍、糖尿病リスクが高まることが知られています。

刺激の多い現代社会で血糖値をうまくコントロールしていくには、夜に、いかに副交感神経を優位に切り替えて、良い睡眠を取るかが重要な鍵となります。

そのスイッチのひとつとなるのが、呼吸です。呼吸は自律神経をつかさどる動作で、吸うことで交感神経、吐くことで副交感神経を優位に働かせることができます。

例えば、「478呼吸法」は世界的に広く知られている方法です。

① 肺の中の息をすべて吐き切ります。
② 4秒かけて鼻から静かに息を吸います。
③ そのまま7秒間、息を止めます。
④ 8秒かけて、軽くすぼめた口からフーッと息を吐き出します。

①〜④を、寝る前に布団の中で1分間繰り返します。この呼吸法は、**「最初に息を吐き切る」ので自然と深い腹式呼吸になり、副交感神経へのスイッチが切り替わりやすいのです。**

私もこの呼吸法を実践しているひとりです。呼吸だけに集中できるので、あれこれ考えごとをせずぐっすり眠れるようになりました。

でも毎日はしていません(笑)。布団に入って「そういえば！」と思い出したとき、「なんだか眠れないな」というときにやる。これくらいで十分だと思います。リラックスを心がけるときも、食事や運動と同様、頑張りすぎないことが継続の秘訣ですよ。

４７８呼吸法

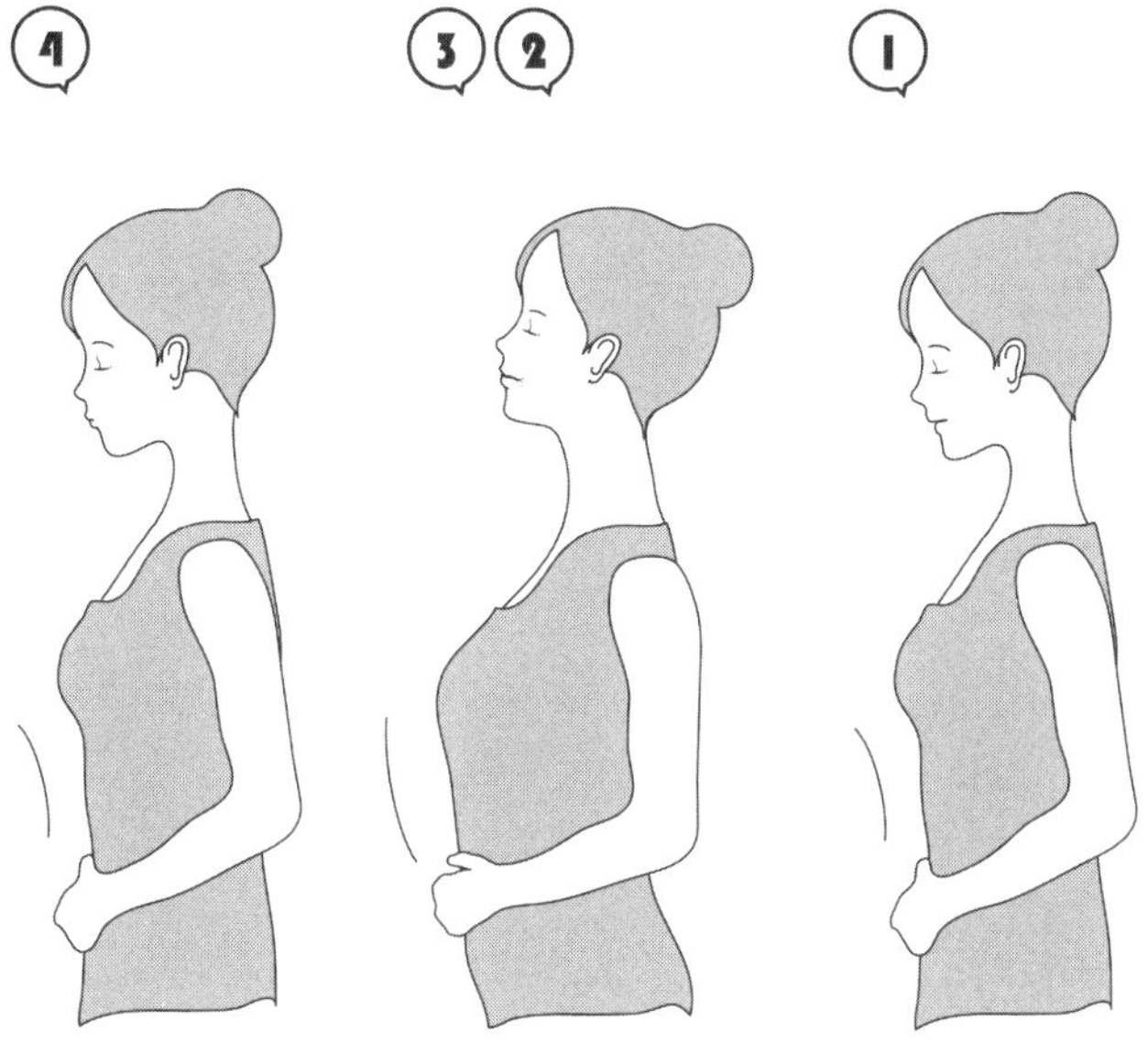

7 スマホ・パソコンは絶対に寝室に持ち込まない

副交感神経が優位な状態に切り替えるには、むやみに交感神経を刺激しないことも重要なポイント。刺激の多い現代社会で最も身近にあって、私たちの交感神経を高ぶらせているものといえばスマホではないでしょうか。

朝はスマホの目覚ましで起きて、通勤しながらニュース、日中はメールのチェックや、何か気になることがあれば検索、夜は寝る直前までSNSや動画の視聴。私を含め、多くの方が1日を通して、いつでもスマホがそばにある状態ではないかと想像します。

前節でもお伝えしたように、スマホの明るい画面は交感神経を優位にします。またこれもよく知られていますが、スマホやパソコンの画面から発せられるブルーライトの刺激は、目の網膜から脳へ届き、メラトニンという睡眠を促すホルモンの分泌が抑制されるのです。すると、脳は覚醒して良い睡眠から遠ざかるばかりか、交感神経が作用することによって、血糖値も上がりやすくなります。高血糖が、就寝中まで続いてしまう可能性もあります。

そうは言っても、これほど生活の一部となっているスマホをいきなり手放す勇気は、私にもありません（笑）。そこで、まずは「寝室には持ち込まない」を実践してみませんか？

良い睡眠を取るためには、**寝る前に副交感神経が優位な状態にスイッチしておく必要があります。スマホを見るのは寝る1時間前までにしましょう。**寝室にスマホを持っていってしまうと、「そういえばメールが来ていたな」「そういえば気になる動画があったんだ」と、ついつい見たくなるのが人間というもの。思い切って、スマホはリビングに置いていきましょう。

次のような工夫をしてみるのもいいですね。

- **リビングにスマホ専用の置き場所をつくる**
- **目覚まし時計を買って、スマホのアラーム機能は使わない**
- **枕元にメモ帳を置き、気になることはメモして翌朝調べる**
- **寝る前は本を読むようにする**

最初は勇気がいりますが、やってみると意外と気分がスッキリするもの。いかに自分がスマホや情報に縛られていたかがわかります。動くときは動く、休むときはしっかり休む。血糖値のため、健康のために徹底しましょう。

8 お笑い番組を見るだけで血糖値が下がる

英語圏には、「Laughter is the best medicine.（笑いは最高の薬）」ということわざがあります。日本でも「笑いは百薬の長」「笑う門には福来たる」など、笑いは体や心に良いことをもたらすものとされています。

人は笑うと、がん細胞やウイルスを攻撃する「NK（ナチュラルキラー）細胞」が活性化して免疫力がアップするというのは有名な話ですが、最近では血糖値にも良い影響をもたらすことがわかりました。福島県立医科大学医学部疫学講座の大平哲也教授が、2型糖尿病や肥満の患者さんを対象に行った調査では、**日常的に笑う頻度が多い方ほど、血糖値やHbA1cの改善度が高い**という結果が出ています。

笑いの効果は、それだけではありません。

- **動脈硬化を防ぎ、インスリンの効きをよくする「アディポネクチン」の分泌を促進**
- **副交感神経が優位になり、リラックスできる**

●血行がよくなって代謝が活発になる

●「幸せホルモン」セロトニンなどが分泌され、ポジティブになれる

まだまだあるでしょう。さすが「最高の薬」と言われるだけのことはありますね。

「イライラするとつい食べてしまうんです」

「食べることが唯一の趣味で……」

糖尿病患者さんには、そのような方がたくさんいらっしゃいます。確かにおいしいものを食べると、嫌なことを忘れて幸せな気持ちになります。しかも、今はテレビやネットのグルメ特集など情報もあふれていますから、誘惑に負けてしまうのも無理はありません。

ですが、そこだけに意識が向いていると、血糖値コントロールは難しくなってしまいます。

そこで、「食べる」を「笑う」に変換してみませんか？

ストレスを感じたら、お笑いの動画を見て思い切り笑う。お休みの日は、落語を聞いたり、コメディ映画を観に行ったりして笑う。お腹が空いたら、面白いギャグ漫画を読んで笑う。

これだけでＯＫ！　毎回は無理でも3回に1回「笑い」を取り入れてみてほしいのです。

「笑う」は副作用のない薬。どんどん活用していきましょう。

9 タバコによる酸化ストレスは百害あって一利なし

スマホ同様、喫煙もまた交感神経を刺激して、血糖値を上昇させます。

それだけではありません。煙に含まれるニコチンによって、分泌が促されるカテコールアミンというホルモンは、インスリンの効きを悪くして血糖値を上げる作用があり、糖尿病の発症リスクを高めます。糖尿病の方が喫煙をすれば、当然治療が妨げられますし、心筋梗塞など重篤な合併症も起こりやすくなります。肺がんなど呼吸器にも悪い影響を及ぼすことは言うまでもありません。タバコはまさに「百害あって一利なし」なのです。

特に、怖いのは喫煙による「酸化ストレス」です。

人間は酸素を取り込みながら生きていますが、その一部は体内で活性酸素になります。活性酸素には、ウイルスを攻撃する免疫機能など良い役割もあるのですが、増えすぎてしまうと老化を加速したり、がんや生活習慣病などを引き起こしたり、体に悪さをします。

もともと人の体には、増えすぎた活性酸素を分解する「抗酸化作用」が備わっていますが、加齢やさまざまな要因により、分解する力は弱まり活性酸素が勢力を増してしまいます。これが「酸化ストレス」で、「体のサビつき」などとも言われます。

糖尿病は血管病とも呼ばれますが、高い血糖値が続いて血管が傷ついてしまうのも、血液中に増えすぎたブドウ糖が細胞内のたんぱく質と結合することで、活性酸素が発生するからなのです。

その点、タバコの煙には活性酸素を産み出す物質が多く含まれています。つまり、糖尿病の方、血糖値の高い方にとって、喫煙は相乗的に活性酸素を増やすことにつながり、「酸化ストレス」に拍車をかけてしまうというわけです。

喫煙者が禁煙することにより、酸化ストレスが少なくなり血管内皮の機能が改善することや、ＨｂＡ１ｃが低下することは研究で明らかになっています。

糖尿病の方に限らず、タバコは吸わないのが一番。これは間違いありません。

患者さんに禁煙をすすめると、

「禁煙したら食事がおいしくなって、かえって太るんじゃないですか？」

という方がよくいらっしゃいますが、**禁煙に伴う食欲亢進で体重は一時的に増加するものの、中長期的には食欲も収まり、数値も改善する**という報告があるのでご安心ください。

運動や食事も上手に組み合わせながら、禁煙も頑張りましょうね。

10 聴覚・触覚からの癒やしが有効な場合も

副交感神経を優位にすると、血糖値の安定につながることはいろいろな項目でお伝えしてきました。しかし、デジタルツールに囲まれ、ストレスフルな毎日。どうにもリラックスできない日は誰にでもあります。

かくいう私も患者さんに「寝室にはスマホを持っていったらあかんで」と言いながら、急ぎでチェックしなければならない情報を、ベッドで夜な夜な調べる日もあります。ノートにありったけの愚痴を吐き出しても、全然スッキリしない日だってあります。

特に糖尿病の患者さんは、治療や食事制限などでもストレスがかかりがちです。英国糖尿病学会の調査では、「糖尿病の3人に2人が、糖尿病のせいで気持ちの落ち込みを感じることがある」というデータも出ています。

だからこそ、本書を読んでくださっているみなさんには、血糖値の安定はもちろん、**自分を癒す方法をたくさん知っておいていただきたい**と思うのです。有効な方法をピックアップしましたので、ほかの方法とあわせていろいろ試してみてください。

●**音楽**

副交感神経に作用して、自律神経のバランスを整えます。特にクラシック音楽は、リラックス時に発生する「α波」という脳波を誘発する効果があると言われています。

●**香り**

香りは、鼻から脳、自律神経を司る視床下部へ伝わります。例えば、ラベンダーの香りは副交感神経を刺激し、リラックス効果があることがわかっています。

●**マッサージ**

血行が良くなり、筋肉の緊張やコリがほぐれることで副交感神経が優位になります。人にやってもらうのもいいですし、自分で足や手などをマッサージするのもいいですね。

いつも家族や周りを気にかけて、自分は後回し。糖尿病患者さんには、そんな方も多いと感じます。でも、**まずは自分が元気になることを最優先にしましょう！**人にするのと同様、ぜひ自分にも優しくしてあげてください。

Column

私が〝町医者〟を目指したわけ

現在は大阪にある「玉谷クリニック」の院長として、日々多くの患者さんを診療している私ですが、実は町医者になる前は、大学で脳梗塞などの「脳血管障害」に関する研究をしていました。

今の私からは想像できないかもしれませんが（笑）、大学卒業後は研修医もそこそこにすぐに渡米。学生時代から「研究職としてキャリアを積みたい」という思いがあったからです。

しかし、アメリカでの研究は思うように進みませんでした。その理由のひとつが、私の手先の不器用さにあったのです。

ウイルスや細菌を入れてはいけない作業のところで、細菌が混入してしまったり、顕微鏡を覗きながら作業をしたりするのが、どうしても苦手でした。

まだまだ若手で経験も少なかった頃。もう少し練習を重ねれば望む結果が得られたのかもしれませんが、当時の私は度重なる失敗に心が折れかかっていたのです。

そして34歳のとき、「このままアメリカにいても仕方がない、日本に帰ろう」と決めました。

日本に帰国後は大阪大学の医局に身を寄せましたが、私の気持ちは晴れないままでした。希望を持って渡米したのにもかかわらず、結果を出せなかった自分が情けないやら、悔しいやら……。

「やっぱり、このままでは終われない。もう一度研究がしたい」

そこで私は学生時代にお世話になった研究室の教授に願い出て、「再度研究をさせてください」と頼み込み、ＯＫをもらったのです。

アメリカでの苦い経験もありましたが、私は心機一転、研究に取り組むことにしたのです。私が大阪大学で扱ったのは、神経細胞内で働く「アストロサイト」と呼ばれる細胞です。

通常、脳血管障害を起こすと、脳神経の細胞は酸素不足に陥り死んでしまいます。しかし、この細胞は、ＯＲＰ１５０といった特殊なたんぱく質をつくり、低酸素状態でも生き残る特徴を持っているのです。

この研究が大阪大学ではうまく進み、論文を書くことができました。国際学術誌である「ネイチャーメディシン」や各メディアに取り上げられ、私は一躍、時の人になったのです。

大学側からは助教授（現准教授）のポストを与えられ、このままいけば教授のポストは目前でした。しかし、その段になって「大学教授になっていいのだろうか……？」という思いが頭をかすめました。

そのときふとよぎったのが、幼い頃を過ごした大阪の下町での光景です。当時はみな貧乏で、一日一日を一生懸命生きているような親戚、近所の方ばかり。今考えれば病気があっても満足に治療も受けられなかったと思います。そんな中でも、私はとてもかわいがってもらいました。

残りの医師としての人生を、研究にささげるか。

それとも臨床医として患者さんにささげるか。私はずいぶん悩みました。

そして結果的に、「臨床医として〝町医者〟になる」ことを決めたのです。といってもこれまで研究ばかりしていたため、臨床医としての経験はほとんどゼロ。そこで大阪の民間病院で7年ほど経験を積み、開業に至りました。

紆余曲折ありましたが、今この道を選んで本当に良かったと思っています。患者さんが笑顔で帰っていかれることが、私の何よりの原動力になっているからです。

おわりに

「先生、今まで全然動かなかった血糖値が少し下がったんです」
「最近では食事のとき、家族も一緒にベジファーストをやってるんですよ」
「以前は出かけるのもおっくうだったのに、今ではトレッキングが趣味になりました」

当院へ通って来られる患者さんの中には、このようにご自身の体験を話してくださる方が多くいらっしゃいます。医者は、患者さんの生活面を丸ごとみられるわけではありません。そのため、こうした話をしてくださるのは、とても嬉しいことです。

当院は、私のほかに看護師、栄養士も糖尿病の治療サポートにあたります。そこでは、血糖値を下げるための食習慣の改善や生活習慣の見直し、運動のアドバイスなどを行っているのですが、とくに意識していることがあります。

それは、患者さんの血糖値が少しでも下がったときに「最大限ほめること」、そして「一緒に喜びをわかちあうこと」です。

糖尿病という病気は、長期間付き合っていく必要があります。しかし、その道中には、仕事が忙しくなかなか血糖値コントロールがうまくいかなかったり、あるいは年齢が上がるにつれて体を動かさなくなったりして、血糖値が思うように下がらないケースも多々あります。

しんどいのは、こうした状態であっても、患者さんは糖尿病と向き合い続けなくてはいけないということです。

血糖値の状態が思わしくないと「自分はこのままずっと良くならないのではないか」「もっと悪くなったらどうしよう」といった不安も抱えることになります。

こうした不安が募ってしまうと、自分の体を大事にしよう、血糖値に気をつけようという気持ちが薄れ「もうこの体がどうなっても仕方ない」というなかば自暴自棄な気持ちになり、さらに状態が悪化してしまうこともあるのです。

糖尿病は「薬を飲んでいれば良くなる」という病気ではありません。もちろん、投薬やインスリン注射などで血糖値の上昇を抑えることはできますが、万能ではありません。やはり、大切なのは食習慣・生活習慣を改めていくことなのです。

それを痛切に感じた1人の患者さんがいます。60代の男性だった彼は、とにかく甘いものが大好きで、三度の食事のほかにも間食や夜食でスナック菓子やアイスを食べていました。仕事をやめ、出かけるところもなく唯一の楽しみが食事になってしまったのでしょう。

そんな状態ですから、ＨｂＡ１ｃも７％台で落ち着いていたものの、一時期９％台まで上昇してしまいました。９％台は明らかな危険信号。そこで私は看護師、栄養士とともに彼へ栄養指導と運動指導をあわせて行うことにしたのです。


といっても最初のうちはなかなかうまくいきません。１日、２日はお菓子やアイスをやめられても３日目にはリバウンドして余計に甘いものを食べてしまう……。ご本人も「わかってはいるけど、やめられない」という苦しい状況が続いたのです。

そこで再びスタッフに相談し、「無理をしないで徐々に甘いものを減らすようにしていこう」ということで話がまとまりました。

アイス好きな患者さんのために、「それなら糖質の少ないアイスを調べてみますね」と栄養士が提案してくれ、アイスに含まれる糖質量が一目でわかるよう、ランキング形式でまとめてくれたのです。

すると、とある棒アイスが市販品の中では最も糖質が低いことがわかりました。

早速そのことを患者さんに伝えると、「それならまずは３日にいっぺんにして頑張ってみるわ」という返事をもらったのです。

「今度はうまくいってほしい……」と願うような気持ちで、私たちは彼の来院を待ちました。

1カ月後、患者さんが来院し、血糖値を測ってみると、なんと数値は0・8も下がっているではありませんか。

これまでリバウンドを繰り返してきた彼を知っている私たちは、喜びのあまり「すごいじゃないですか！　結果が出ましたね」と自分事のように彼を励ましたのです。

その言葉がこの患者さんに火をつけたのでしょう。

それから、1カ月後には1・0も数値が減少。あまりにも急激なので、「なにか気をつけられているのですか？」と聞くと、「もう家にお菓子を置くのはやめたんだよ」「1時間くらい散歩するようになったんだよ」というのです。

それからこの患者さんは肥満体型だった体もスリムになり、HbA1cはなんと6％台後半にまで下がったのです。

私は改めて「患者さんの意識が変わると、こんなにも結果として表れるんだ」と思うとともに、「医療スタッフとして、患者さんのサポートをこれからも続けていこう」という決意を新たにしたのです。

もしかすると、本書を手に取ってくださった方々の中にも「糖尿病の改善は、自分が努力できるかどうかにかかっている」と考える真面目な方がいらっしゃるかもしれません。

しかし、ひとりで頑張ることには限界があります。ときにはくじけてしまいそうなときもあるでしょう。

だからこそ、みなさんにお伝えしたいのは「ひとりで頑張らないでほしい」ということです。

かかりつけ医の先生や、周りの友人、またはご家族のサポートを受けながら「一緒に治療を頑張ろう」と伴走してくれる方をひとりでも持っていただけたらと思います。

とくに糖尿病の治療でなかなかよい効果が表れないときこそ、人に相談してみてください。そうすることで、まずご自身の気持ちが軽くなり、また病気と向き合っていこうという気持ちが生まれるはずです。

今回取り上げた男性患者さんもそのひとりでした。

ぜひ、周りの方を「頼る」ことも意識していただければと思います。

さて、本書の執筆も私ひとりではできませんでした。執筆に際して、当院で管理栄養士として働く上ノ原さんには、糖尿病の方のためのレシピ作成など、さまざまに尽力してもらいました。また、糖尿病患者さんの献身的なサポートにもいつも感謝しています。

また、周りで支えてくれているそのほかのスタッフたちにも、いつも助けてもらってばかりです。本当にありがとうございます。今後、私はひとりでも多くの糖尿病患者さんの役に立つようなクリニックをみなさんと一緒に作っていきたいと思っています。

なにより、出版社の方々、そして本書をお読みくださった読者の方々にも厚く御礼を申し上げます。本当にありがとうございました。

2023年6月

玉谷 実智夫

【著者】

玉谷実智夫
(たまたに みちお)

玉谷クリニック院長
1960年、兵庫県生まれ。

京都大学薬学部、大阪大学医学部卒業。

大阪大学医学部附属病院、東大阪市立病院(現 東大阪市立総合病院)で研修した後、最先端医療を学ぶためアメリカ国立衛生研究所(NIH)に留学。帰国後、大阪大学で循環器・糖尿病・脳梗塞・老年病の研究に従事し、博士号を取得。最高権威「ネイチャー メディシン」はじめ、医療ジャーナルに論文が数々掲載される。

大阪大学助教授(現 准教授)として将来を期待されるも、「生涯、患者さんに近い医者でありたい」と大学病院を退職。民間病院での勤務を経て、2008年に玉谷クリニックを開院。「東淀川区のかかりつけ医」として、高血圧・糖尿病・脂質異常症などで苦しむ10万人以上の患者を診療してきた。健康セミナーやテレビ、YouTubeなどでの発信も行うなど、地域の健康増進に努めている。

著書に、『“世界一わかりやすい”最新糖尿病対策』(時事通信社、2021年)、『糖尿病の名医が「血糖値」よりも大切にしていること』(サンマーク出版、2022年)などがある。

企画協力　　株式会社天才工場　吉田　浩
編集協力　　掛端　玲、出雲　安見子
組版・装幀　吉良　久美
図版・イラスト　春田　薫
校　正　　菊池　朋子

糖尿病がたちまち逃げる　毎日1分習慣
名医直伝！ 血糖値セルフコントロール術

2023年6月21日　第1刷発行

著　者　　玉谷　実智夫
発行者　　松本　威
発　行　　合同フォレスト株式会社
郵便番号 184-0001
東京都小金井市関野町1-6-10
電話 042-401-2939　FAX 042-401-2931
振替 00170-4-324578
ホームページ https://www.godo-forest.co.jp
発　売　　合同出版株式会社
郵便番号 184-0001
東京都小金井市関野町1-6-10
電話 042-401-2930　FAX 042-401-2931
印刷・製本　株式会社シナノ

ISBN 978-4-7726-6227-7　NDC498　188×130

合同フォレスト
ホームページ

合同フォレストSNS

facebook　Instagram　Twitter　YouTube